DR GESÙ IL BUON DOTTORE

MEGLIO DELLA MEDICINA

I0503651

DR GESÙ IL BUON DOTTORE

Jeff Smith Autore

Pubblicato da JM Smith Publishing
jks1227@yahoo.com

Dedizione

Sono stato male molte volte e c'era chi mi ha aiutato. Medici, familiari e amici erano lì e senza di loro non sarei guarito.

Ho avuto il miglior dottore del settore. Questo era il Dottor Gesù e ringrazio il Buon Dottore per il Suo potere curativo.

Senza il Buon Dottore non sarei mai stato guarito da nessuna malattia.

DIAGNOSTICAMO LA MALATTIA

Una volta che ti ammali cosa fai? Dico più raggiungere per la loro bottiglia di aspirina e prendere due e poi sdraiarsi. Molti sperano che il tempo da solo li guarisca e forse non hanno bisogno di fare di più. Hanno fatto il loro lavoro. Forse avere qualche zuppa di pollo e chiamare i loro amici o postare online questo non è un buon giorno per loro.

I sintomi generalmente peggiorano prima che migliorino. Questo ci porta a rivalutare ciò che non va in noi.

Sei mai stato male prima d'ora? Molte volte ne sono sicuro. Cosa ti ha guarito? Sei andato da un dottore?

Perché ci sentiamo così? Perché me lo merito? Ho delle cose che dovrei fare adesso, ma non posso.

La nostra diagnosi o input da amici ci aiuterà? Forse sarà un po ', ma siamo ancora malati. Home rimedi e sopra i contatori medici possono alleviare i sintomi, ma dobbiamo sopportare questo.

Per ottenere bene ciò di cui abbiamo bisogno ? Dev'esserci qualcosa che mi faccia sentire meglio. Il mio corpo fa male e la mia mente fa male. Col passare del tempo non sembra andare meglio. Dovrei arrendermi?

Non voglio arrendermi, ma non ho molta speranza in questo momento.

Qui è dove il Buon Dottore entra nella stanza. Anche se non pregate, Egli vi farà visita. Una volta che Egli è nella stanza la nostra autodiagnosi può cessare.

Tenete a mente che siamo stati male per un po'. Perché non è venuto prima? Beh, Lui era lì tutto il tempo e tu non lo hai visto. Avrebbe dovuto essere il tuo primo pensiero, non un ultimo pensiero.

Vogliamo allenarti a chiamarlo quando è malato.

Egli vi aiuterà ? Sì, lo farà ... TUTTO il tempo. Potrebbe essere l'unico medico che effettua chiamate a casa.

Lasciateche dire qualcosa sui medici. Sono alcune delle persone più importanti e più speciali sulla terra, ma lavorano per il Buon Dottore.

Il mio oculare mi ha detto recentemente che "Gesù fa tutto. Io sono semplicemente lo strumento che Usa." Questo è un uomo ben istruito che ha partecipato a molte guarigioni.

È possibile che la nostra diagnosi possa rallentare la guarigione. Dovremmo prima cercare il Dottor Gesù e questo velocizza il processo.

Voi avete bisogno di Gesù, ma anche Lui ha bisogno di voi.

Lo scopo di questo libro è   quello

di educarvi a raggiungere Gesù prima di raggiungere la medicina. Potreste aver bisogno di medicine, ma Gesù è la migliore medicina che troverete mai.

Spero che abbiate accettato Gesù, ma anche se non avete Egli è lì per aiutarvi e aiutaretutta l'umanità. Ama tutti e sarà un medico per TUTTI. Sapendo che Egli è lì dovrebbe diminuire il dolore fisico. Ne sono stato testimone. Ho visto una signora in un ospedale che non si muoveva da giorni e si lamentava di dolore. Poi si siede e sorride e grida "eccolo. Gesù è proprio lì... non potete vederlo tutti?" Credo che Gesù faccia chiamate in ospedale ogni giorno. Potrebbe essere stato il primo cappellano della storia.

Gesù può essere l'unico che è anche un medico e un cappellano.

Non devi averlo elencato sulla tua carta di assicurazione. Non vi è alcuna franchigia o co paga dovuta.

Hai ottenuto questo beneficio semplicemente dal nascere.

Ti meritavi questo beneficio? No. Nessuno di noi se lo merita, ma è un vero vantaggio.

Non puoi perdere la tua carta d'assicurazione. La tua polizza rimane intatta. In realtà si ottiene una copertura completa anche se non si dispone di una politica. Dillo ad un venditore di assicurazioni. Parlate a tutti di

5

questa politica sanitaria. Potrebbe essere necessario dire loro due volte in quanto potrebbero non credere al primo Notifica.

COME TRATTARE LA MALATTIA

Il primo consiglio che abbiamo è quello di dimenticare la diagnosi. Cerca di non capirlo. Fidati del Buon Dottore.

Quest'uomo sa quello che sta facendo. Fidati di me. Egli ha tutta l'esperienza e le conoscenze necessarie per trattarvi. Non ha bisogno di riviste mediche o test dal laboratorio. Fidati di me nel sapere che potresti non vederlo al tuo capezzale, ma Egli è lì. Può essere a più comodini allo stesso tempo e non ha bisogno di un file o di un grafico per mantenere i Suoi doveri medici.

Il Buon Dottore ha fretta di arrivare a te. Infatti

Ho chiesto al Dottore con quale frequenza devo pregare? Mi ha detto "una volta al giorno". Inizia la preghiera quando ti svegli e non smetti di pregare finché non vai a dormire la notte.

Mentre dormi Egli può fare chirurgia mentale o fisica da qualche parte. Ero malato e lui entrò nella mia stanza vestito da dottore. Ho detto "ciao Doc" Penso che Gli piaceva essere chiamato così e mi piaceva che Lo riconobbi come il Buon Dottore. Gli chiesi che tipo di trattamento mi consigliò? Mi ha detto lo stesso trattamento per tutte le malattie. Ha detto che medicine e dottori sono tutti importanti. Ha detto che tutti i medici lavorano per Lui. Ha detto invece di pillole tre volte al giorno per pregarLo tre volte al giorno. Egli disse di chiamarlo costantemente durante la malattia. Ha anche detto di chiamare su di Lui costantemente quando abbiamo sentirsi bene come questo può impedirci di ammalarsi. Chiesi al dottor Jesus se mi avrebbe scritto una ricetta. Ha detto che la prescrizione era già in atto e che non c'era alcuna prescrizione necessaria per la preghiera.

Ho chiesto potrei sovradosaggio su questa prescrizione ? Ha detto che se prescriveva la preghiera tre volte al giorno e pregavo mille volte al giorno che andava bene. Affidatevi a Lui per curare la malattia.

7

Segui la Sua Parola e il recupero sarà più veloce.

POSSO ESSERE IL TUO MEDICAL STAFF ?

Ho fatto questa domanda al Buon Dottore. Dove posso ottenere la licenza per essere nel vostro staff medico? Mi ha detto di leggere il Manuale il più spesso possibile. Ha detto di leggere il Manuale ogni giorno. Ho chiesto al Dottore "qual è il nome di questo manuale Mi stai parlando ?" Egli rispose " IL BIBLE".

Per essere ufficialmente concesso la mia vita a Lui e se lo faccio sono ufficialmente un membro del Team Jesus. Non hai bisogno di anni di scuola medica, ma una volta che il personale inizia anni di lavoro e formazione costante. Indipendentemente dalla vostra età, dovete continuamente cercare la Sua conoscenza e la Sua leadership.

Ho chiesto al dottore come potevo trattare i pazienti. Ha detto di iniziare con la casa e pregare per tutti in casa. Salire in macchina e pregare per tutti quelli che vedete. Guidare da un ospedale e fermarsi. Pregate per tutti in ospedale. Pregate per il personale dell'ospedale. Ricordate che lavorano per me Ha detto. Guarda il telegiornale e prega per tutti coloro che sono coinvolti nelle storie che raccontano. Pregate per i nostri dirigenti che rimangano sani. Pregate per le persone che potrebbero non piacerti. Ricordate che sto lavorando su di loro e tu sei il mio partner ora e membro del team.

Pensate a tutti coloro che hanno attraversato il vostro cammino nella vostra vita e pregate che siano sani nel corpo e nello spirito. Sapere se sono passati, che abbiamo un grande programma di salute lì. Non c'è malattia in cielo. Perché? Ha detto che una delle ragioni erano tutte le preghiere date sulla terra tra molte altre ragioni.

Nota: Sto cercando di scrivere e il Dottore non si prenderà una pausa. Mi sta dando un'intuizione, ma non lascia mai il Suo lavoro per un momento.

Vorrei assumere questo ragazzo, ma ha detto che avrebbe servito la mia azienda in qualità di consulente. Ha detto che nessuna domanda era off limits. Uno dei Suoi benefici per la salute è se la nostra mente va in aree in cui non dovremmo essere, che Egli ci condurrà a un'area migliore o pascoli più verdi. Ha detto che il Manuale descritto in precedenza coprequesto.

Gli ho chiesto cosa posso fare con le persone che credono in modo diverso da me? Ha detto di pregare per loro e ha detto che

quelle persone possono   venire
nella mia porta e parlare con me ogni volta che
vogliono. Egli disse: "Farò loro del tempo e
posso darti dei pensieri per aiutarmi con loro".
Sto imparando così tanto dal buon dottore
e anche Lui vi risponderà. Chiedete a me o a
qualsiasi cristiano il Suo numero. Si è verificato
un problema sconosciuto.
Avevo a disposizione un   fotografo
quando mi diede una copia del Manuale.

Una cosa che il Dottore ama se si dà una
copia di questo Manuale a come molti "pazienti
medici" come si può.
Questo potrebbe anche farti guadagnare
un Master dal Buon Dottore.

DIAMO UN'OCCHIATA A QUESTO MANUALE

Che   dire di questo Manuale di cui
continuo a sentire parlare?   I giornalisti che
hanno rotto le storie nel Manuale.   Unre hanno
certificato giornalisti ? Ho sentito che tutti
hanno una grande credibilità e ho ricevuto la
formazione necessaria per essere qualificati
per la loro posizione.
La mia curiosità è avere la meglio su di

me. Ho letto il Manuale molte volte e ogni volta che leggo ottengo nuove intuizioni su tutte le cose. Forse è per questo che il Manuale è indicato come la Parola Vivente. I miei scritti non sono la Parola Vivente, ma poi non sono il Buon Dottore. Ci sono storie nel Manuale che descrive il Buon Medico facendo lavori medici ? So che Egli è il Figlio di Dio, ma anche un medico? È davvero anche un medico?

Sappiamo che Gesù è il Guaritore dell'anima e del corpo, e il Nuovo Testamento è piene di resoconti delle Sue opere miracolose. Ma come possiamo distinguere tra Gesù come Guaritore e Gesù come medico? Io sostengo i due andare di pari passo e sono gli stessi.

Mentre continuiamo con le nostre riflessioni sui nomi e sui titoli di Gesù, vogliamo pensare un po' oggi, riflettere un po' oggi, di Gesù come medico. Ora, come titolo non si trova questo, come si può dire?, direttamente nelle Scritture. Voi certamente avete l'attività di Gesù come guaritore, come colui che guarisce, come medico. Si è guadagnato il titolo di The Good Doctor.

Dopo il battesimo in Giordania, dopo essere stato tentato nel deserto, esce dalla folla del popolo, e si occupa di guarire ogni sorta di malattie, e le elenca anche: epilettici, pazzi e parassiti e tutte queste persone che

11

soffrono . Ora, no o n ec a nr e a dt heNuovo Testamento - Matteo, Marco, Luca, di sicuro - senza vedere come Gesù sta guarendo praticamente su ogni pagina, perdonando peccati, anime e corpi guaritori, vite delle persone. E poi nel Vangelo di San Giovanni, dove ci sono le guarigioni di Gesù chiamate "segni", dove Egli guarisce il figlio del centurione; Guarisce il paralitico nel luogo di guarigione di Bethesda; Guarisce l'uomo che è nato cieco. E, naturalmente, la guarigione definitiva è la restaurazione della vita del cadavere di quattro giorni, Lazzaro.

Ma quello che vogliamo vedere ora, molto, molto direttamente e molto semplicemente, è che Gesù ha il potere curativo. È un medico. Guarisce. Guarisce le malattie del corpo. E sono elencati. Ho già elencato come dice nella Scrittura che [Egli è guarito] "ogni tipo di malattia", dice, che sono venuti da Lui. Credo che [è] nel Vangelo di Matteo, dove hanno anche tipo di dire all'inizio che cosa fossero questi, il tipo di guarigioni che Egli effettivamente ha fatto.

Quando guardiamo Gesù come il Guaritore, ci sono molte cose che dobbiamo capire, che possiamo menzionare come facciamo questa particolare meditazione. Prima di tutto, nella Scrittura è molto chiaro che gli esseri umani hanno malattie della mente e del corpo, dell'anima e della loro carne, a causa del peccato. C'è questa connessione assolutamente ontologica e organica tra il male e la malattia. Nei racconti Genesis, ovviamente, questo è uno dei punti che vengono fatti. Quando Adamo ed Eva sono in paradiso e obbediscono a Dio e si godono la vita in giardino, non c'è malattia; non c'è malattia; non c'è dolore; non c'è sofferenza; mentre, quando rompono la comunione con Dio, quando vengono scacciati dal paradiso, allora sono immersi in un mondo di malattie, e anche il terrore.

Questo torna al Manuale che ho citato molte volte. Vivere secondo la parola di Gesù può essere meglio che prendere la medicina. Questo è l'intero punto di questo libro.

Questa morte è lì. Siamo fatti per essere figli di Dio. Adamo è chiamato figlio di Dio, eppure moriamo come qualsiasi bestia del campo. Periamo come qualsiasi animale, ma l'affermazione è: questo è a causa della nostra comunione di rottura con Dio, attraverso la disobbedienza dei comandamenti. E qui, l'insegnamento delle Scritture sarebbe molto chiaro: se manteniamo i comandamenti di Dio e rimaniamo in comunione con Dio e viviamo secondo lo Spirito di Dio, avremmo potere su ogni spirito malvagio e su ogni malattia e ogni malattia. Saremmo in grado di mantenerci in vita, ma nessuno di noi può farlo. Attraverso Gesù possiamo sconfiggere la morte, ma solo

13

attraverso Lui e donare la nostra vita a Lui. Questo è l'unico modo per sconfiggere la malattia e la morte.

E quando Egli viene crocifisso, lo prendono anche in giro e dicono: "Non potrebbe quest'uomo, che [ha] aperto gli occhi dei ciechi, si è impedito di essere crocifisso?" E la risposta è: ovviamente avrebbe potuto, ma l'unico modo in cui poteva guarire il mondo, e guarire tutte le malattie degli uomini e sollevare i morti, dove la morte arriva a causa delle malattie e del terrore e della violenza della vita umana, l'unico modo in cui potrebbe farlo fino in fondo è ornientarlo nella sua stessa essenza e nel suo nucleo e nelle sue radici, morendo se stesso. Egli se la prende su di sé e guarisce tutto con il Suo stesso sangue. Distrugge tutte le tenebre e le malattie perseverando tutta quella afflizione e la sofferenza di se stesso. Il Buon Dottore sapeva che stava mettendo fuori la medicina spirituale per tutti e di sopportare in tutti i tempi. Ancora una volta questa è la prova che Egli è il Buon Dottore in quanto può sconfiggere qualsiasi malattia.

È certamente un insegnamento della Sacra Scrittura, dell'Antico e del Nuovo [Testamento], che solo Dio ha il potere guaritore. Gli esseri umani non hanno potere curativo. Gli esseri umani hanno potere curativo solo attraverso la grazia di Dio, e certamente nella Bibbia, avete i profeti che

14

hanno fatto le guarigioni, ma avete anche gli apostoli di Cristo, che fanno guarigioni. Dico che l'unico potere curativo che abbiamo oggi è la preghiera al Buon Dottore. Ricordate che egli lo prescrisse. Che ne dici di una ricetta del Buon Dottore? Ne hai mai visto uno?

PRESCRIPTION TO BE USED AT HEAVEN'S
PHARMACY AS INSTRUCTED
PRESCRITTO DA DR. J CHRIST MD
MEDICO DI TESTA

PREGHIERA UN MINIMUM OF THREE TIMES
Un GIORNO PUÒ ESSERE TAKEN CON O
SENZA L'Acqua Può ESSERE PORTATO CON
O SENZA CIBO
IF PRAYING OUT LOUD NON HANNO UN
BOCCHIO DI CIBO O ACQUA
QUESTO EXPEDITE IL TUO

Tenere a portata di mano la prescrizione. È ricaricabile. È possibile condividere questa prescrizione con gli altri. Non è un semplice uomo. Questo è il punto. Non è presentato sulle pagine della Scrittura come un semplice uomo. Nessuno dei Vangeli lo mostra come un uomo semplice. È il medico.

Solo Dio è il Medico delle nostre anime e dei nostri corpi, così Cristo è il Medico delle nostre anime e dei nostri corpi, e lo dimostra nella Sua umanità con la Sua attività umana. L'unico Cristo, sia divino che umano, ci guarisce. Così chiunque possa fare una meravigliosa, miracolosa dimostrazione del potere di Dio, lo fa con la preghiera, con la fede, con la grazia, non con la propria persona o con il proprio potere. Ma Gesù è il potere stesso di Dio; questo è uno dei titoli. Egli è il Potere di Dio.

Un'altra cosa che dovremmo menzionare quando pensiamo ai medici è che ci sono medici tra gli esseri umani che hanno quella particolare vocazione di essere un medico, e i medici sono benedetti nella Sacra Scrittura. Sono sicuramente benedetti.

Dalle Scritture diceIn onore al medico con l'onore dovuto a Lui, secondo il vostro bisogno di Lui, perché il Signore lo ha creato. Perché la guarigione viene dall'Altissimo. E riceverà un dono dal re. L'abilità del medico solleva la Sua testa, e in presenza di grandi uomini è ammirato. Il Signore creò medicine dalla terra, e un uomo sensibile non le disprezzerà. L'acqua non è stata resa dolce con l'albero per far conoscere il potere di Dio? Egli diede abilità agli uomini, affine che Egli potesse essere glorificato nelle Sue meravigliose opere. Da loro Guarisce e toglie il dolore. Il farmacista fa di loro un farmaco, un composto. Le sue opere non saranno mai finite, perché da Lui la salute è sulla faccia della terra. Figlio mio, quando siete malati, non siate negligenti, ma pregate il Signore e Egli vi guarirà. Rinunciate ai vostri difetti e dirigete le mani. Pulisci il tuo cuore da ogni peccato. Offrite un sacrificio dall'odore dolce, una porzione memoriale di farina fine. Versate dell'olio sulla vostra offerta, per quanto potete permettervi, e date al medico il Suo posto, perché il Signore Lo ha creato. Non vi lasci, perché c'è bisogno di Lui. C'è un tempo in cui il successo è nelle mani dei medici, perché anche loro pregheranno il Signore, affinché Egli conceda loro il successo nella diagnosi e nella guarigione per preservare la vita.

Gesù, tuttavia, può dare una guarigione a una persona, una guarigione mentale, una guarigione spirituale, una guarigione fisica, una guarigione fisica, per qualche scopo ultimo di salvezza. E qui l'insegnamento è molto chiaro nel Nuovo Testamento, che se Gesù non fa mai una guarigione solo per mostrare... Gesù non era un guaritore di fede in questo senso.

I dottori possono salvarti? Beh, i dottori possono salvarti, penultimamente, ma i dottori non possono salvarti alla fine. E se i medici, i medici, possono salvarvi penultimo, guarire le malattie con i cosiddetti mezzi naturali, è perché sanno, con il loro studio, con il loro intelletto, dai poteri dati loro da Dio, come

manipolare realtà e   farmaci   e varie
sostanze chimiche e come tagliare con coltelli
in   chirurgia   e   utilizzare   attrezzature
tecnologiche. Dio dà questi poteri alle persone
per essere in grado di farlo, ed è per questo
che i medici sono lodati. Gesù fa molte volte la
Sua opera attraverso i medici. La   maggior
parte dei medici vi dirà che ottengono la loro
forza da Lui.

Mia moglie va da un medico e la prima
cosa che fa è pregare. Solo la fa sentire meglio
e questo è un dono del Buon Dottore.

Tuttavia, due cose devono essere dette su
questo. Il numero uno è: che il potere viene da
Dio. Anche se la pensate come puramente
naturale. Ma allo stesso tempo, non c'è niente
di puramente naturale. La grazia di Dio è
coinvolta in tutto.

Una cosa è certa oggi: la guarigione è
solo ultima nell'età a venire, e Dio solo è il
guaritore. E la guarigione non è fine a se
stessa; è per la gloria di Dio, per la salvezza
delle anime, per la nostra e per quella degli altri
[persone]. E un grande mistero sta operando
qui nel campo della guarigione. Ma il Guaritore
è Dio, il Guaritore è Cristo, l'unico Medico con
un   articolo   definito: il   Medico   è   Gesù
Cristo,   nostro Signore.   E così, Gesù come
medico è uno dei modi in cui ci rivolgiamo a
Lui, preghiamo A Lui, lo adoriamo e lo adoro, e
lo   predichiamo   e   gli   insegna,   secondo

l'antico, e le Scritture. Leggi il Manuale e vedi se ricevi una delle informazioni fornite a me. Gesù vi rivelerà molte cose trascorrendo del tempo nel Manuale.

IL BUON DOTTORE NELLE SCRITTURE

Esoda 15:26
E disse: "Se darai molta giuramento alla voce dell'Eterno tuo Dio, e farai ciò che è giusto ai Suoi occhi, e darai orecchio   ai Suoi comandamenti, e manterrai tutti i Suoi statuti, non metterò nessuna delle malattie   su di voi che ho messo sugli Egiziani; perché io, l'Eterno, sono il tuo guaritore.

Salmo 147:3
Guarisce il cuore spezzato e lega le loro ferite.

Matteo 9:12
Ma quando Gesù udì questo, disse: "Non sono coloro che sono sani che hanno bisogno di un medico, ma quelli che sono malati.

Segno 2:17
E sentendo questo, Gesù disse loro: "Non sono coloro che sono sani che hanno bisogno di un medico, ma quelli che sono malati; Non

19

sono venuto a chiamare i giusti, ma peccatori".

Luca 5:31
E Gesù rispose e disse loro: "Non sono coloro che stanno bene che hanno bisogno di un medico, ma quelli che sono malati.

Luca 4:23
E disse loro: "Non citerete questo proverbio a Me: 'Medico, guarite voi stessi! Qualunque cosa abbiamo sentito è stato fatto a Capernaum, fare qui nella vostra città natale pure.

Osea 6:1
"Vieni, torniamo all'Eterno perché Egli ci ha strappati, ma Egli ci guarirà; Ci ha feriti, ma ci benda.

La Bibbia parla spesso di guarigione miracolosa attraverso l'opera di Gesù Cristo e la fede in Dio. Il Nostro Signore è in grado di fornire conforto e guarigione a voi e ai vostri cari.

Quando siete sopraffatti da problemi di salute, cattive notizie o lotte relazionali, la Parola di Dio può essere la vostra fonte di aiuto soprannaturale. Non arrenderti! Dio promette cose più grandi in serbo - un futuro pieno di promesse e di speranza! Questa raccolta di Scritture sulla guarigione fornirà incoraggiamento, forza e conforto quando vi concentrerete sul potere curativo di Dio. Pregare la Scrittura a Dio è un modo meraviglioso per concentrarsi sulle Sue promesse e sulla Sua disposizione. Potete pregare questi Versetti biblici ad alta voce sulla vostra vita, malattia, e i vostri cari. Inoltre, ecco una breve preghiera per la guarigione che potete usare: Padre, aiutami a mantenere la mia attenzione su di te quando il dolore e il dolore sono travolgenti. Aiutatemi ad essere fedele e a vedere il bene e le benedizioni che mi circondano. Per favore rafforzate la mia mente, il mio cuore e il mio corpo e guariscimi oggi. Che lo Spirito Santo mi guidi in pace e conforto oggi. Amen ".

Sviluppate la vostra preghiera che potete recitare a volontà. Praticare e sviluppare questo. Ricordatevi che Egli vi ha dato una prescrizione per la preghiera.

MIRACLEI DI JESUS

Versetti biblici di guarigione

La Bibbia parla spesso di guarigione miracolosa attraverso l'opera di Gesù Cristo e la fede in Dio. Il Nostro Signore è in grado di fornire conforto e guarigione a voi e ai vostri cari.

21

Quando siete sopraffatti da problemi di salute, cattive notizie o lotte relazionali, la Parola di Dio può essere la vostra fonte di aiuto soprannaturale. Non arrenderti! Dio promette cose più grandi in serbo - un futuro pieno di promesse e di speranza! Questa raccolta di Scritture sulla guarigione fornirà incoraggiamento, forza e conforto quando vi concentrerete sul potere curativo di Dio.

Scritture sulla guarigione fisica

È dimostrato sia dall'Antico Testamento che dalla Scrittura del Nuovo Testamento che Dio ha il potere di guarire il nostro corpo fisico. Le guarigioni miracolose accadono ancora oggi! Usate questi versetti biblici per parlare a Dio del vostro dolore e per riempire il vostro cuore di speranza.

"Guariscimi, o Signore, e io sarò guarito; salvami e io sarò salvato, perché tu sei quello che lodo." - Geremia 17:14

"C'è qualcuno tra voi malato? Che chiamino gli anziani della chiesa a pregare su di loro e a untarli con olio nel nome del Signore. E la preghiera offerta con fede renderà bene il malato; il Signore li eleverà. Se hanno peccato, saranno perdonati." - Giacomo 5:14-15

22

Egli disse: "Se ascolti attentamente l'Eterno Tuo Dio e fai ciò che è giusto ai suoi occhi, se presti attenzione ai suoi ordini e mandi tutti i suoi decreti, non porterò su di te nessuna delle malattie che ho portato sugli Egiziani, perché io sono l'Eterno, che guarisce you." - Esoda 15:26

"Adorate il vostro Dio, e la sua benedizione sarà sul vostro cibo e sull'acqua. Toglierò la malattia tra di voi..." Esoda 23:25

"Quindi non temere, perché io sono con te; non siate costerghi, perché io sono il vostro Dio. Vi rafforzerò e vi aiuterò; Ti sostengo con la mia giusta mano destra". Isaia 41:10

"Sicuramente Egli prese il nostro dolore e portò la nostra sofferenza, eppure lo consideravamo punito da Dio, colpito da Lui e afflitto. Ma è stato trafitto per le nostre trasgressioni, è stato schiacciato per le nostre iniquità; la punizione che ci ha portato la pace è stata su di Lui, e con le Sue ferite siamo guariti." - Isaia 53:4-5

"Ma io vi ripristinerò alla salute e guarirò le vostre ferite," dichiara l'Eterno" - Geremia 30:17

"Vedi ora che io stesso sono Lui! Non c'è Dio oltre a me. Ho messo a morte e porto in vita, ho ferito e guarirò, e nessuno può liberarmi dalla mano." - Deuteronomia 32:39

"Se il mio popolo, che è chiamato con il Mio nome, si umilierà e mi chiederà e cercherà il mio volto e mi girerò dalle loro vie malvagie, allora ascolterò dal cielo, e perdonerò il loro peccato e guarirò la loro terra. Ora i miei occhi saranno aperti e le mie orecchie attente alle preghiere offerte in questo luogo." - 2 Cronache 7:14-15

"Mi hai restaurato alla salute e mi ha lasciato vivere. Sicuramente è stato per il mio bene che ho sofferto tale angoscia. Nel tuo amore mi hai tenuto lontano dalla fossa della distruzione; hai messo tutti i miei peccati dietro la schiena." - Isaia 38:16-17

"Ho visto i loro modi, ma io li guarire; Li guiderò e ripristinerò il conforto alle persone in lutto di Israele, creando lodi sulle loro labbra. Pace, pace, a chi è lontano e vicino", dice l'Eterno. "E li guarirò." - Isaia 57:18-19

"Tuttavia, io porterò salute e guarigione ad esso;   Guarirò il mio popolo e permetterò loro

di godere di un'abbondante pace e sicurezza."
- Geremia 33:6

"Caro amico, prego che tu possa godere di buona salute e che tutti vadano bene con te, anche se la tua anima va d'accordo." - 3 Giovanni 1:2

"E il mio Dio soddisferà tutti i vostri bisogni secondo le ricchezze della sua gloria in Cristo Gesù." - Filippini 4:19

"Egli pulirà ogni lacrima dai loro occhi. Non ci saranno più la morte, il lutto, il pianto o il dolore, perché il vecchio ordine delle cose è morto." - Rivelazioni 21:4

Scritture di guarigione spirituale ed emotiva

Peccato, abuso, negligenza, rifiuto, tradimento... tutti causano grande dolore emotivo e spirituale che fa male proprio come il dolore fisico. Dio, il nostro Grande Medico può guarire completamente i nostri cuori spezzati e legare le nostre ferite, guarendo e rendendoci interi. La guarigione spirituale ed emotiva è spesso un processo con passi che dobbiamo mettere in atto. Usa i seguenti versetti biblici per guidare il tuo cuore e la tua mente verso il pieno recupero.

"Figlio mio, presta attenzione a quello che

dico; girare l'orecchio alle mie parole. Non lasciateli fuori dalla vostra vista, teneteli nel vostro cuore; perché sono la vita per coloro che li trovano e la salute a tutto il corpo." - Proverbi 4:20-22

"Un cuore allegro è una buona medicina, ma uno spirito schiacciato asciuga le ossa." - Proverbi 17:22

"C'è un tempo per tutto, e una stagione per ogni attività sotto i cieli: un tempo per nascere e un tempo per morire, un tempo per piantare e un tempo per sradicare, un tempo per uccidere e un tempo per guarire, un tempo per abbattere e un tempo per costruire, un tempo per piangere e un tempo per ridere, un tempo per piangere e un tempo per ballare, un tempo per disperdere pietre e un tempo per raccoglierle, un tempo da abbracciare e un tempo per abbracciare , un tempo per cercare e un tempo da rinunciare, un tempo da tenere e un tempo da buttare, un tempo per strappare e un tempo per riparare, un tempo per tacere e un tempo per tacere, un tempo per amare e un tempo per odiare, un tempo per la guerra e un tempo per la pace." - Ecclesiastes 3:1-8

"Anna, sii gentile con noi; desideriamo per te. Siate la nostra forza ogni mattina, la nostra salvezza in tempo di angoscia".

Isaia 33:2

"Perciò confessate i vostri peccati l'uno all'altro e pregate l'uno per l'altro affinché siate guariti. La preghiera di una persona retta è potente ed efficace".

"Egli stesso ha portato i nostri peccati" nel suo corpo sulla croce, in modo che potessimo morire per peccati e vivere per la rettitudine; "con le Sue ferite sei stato guarito." - 1 Pietro 2:24

"Pace lascio con voi; la mia pace che vi do. Io non vi do come il mondo dà. Non lasciate che i vostri cuori siano turbati e non abbiate paura". Giovanni 14:27

"Vieni da me, tutti voi che siete stanchi e oppressi, e io vi darò riposo. Prendete il mio giogo su di voi e imparate da Me, perché sono gentile e umile nel cuore, e troverete riposo per le vostre anime. Per il mio giogo è facile e il mio fardello è leggero." - Matteo 11:28-30

"Egli dà forza agli stanchi e aumenta il potere dei deboli." - Isaia 40:29

"Nessuna tentazione vi ha superato se non ciò che è comune all'umanità. E Dio è fedele; Egli non vi lascerà tentare al di là di ciò che

27

potete sopportare. Ma quando sarete tentati, egli fornirà anche una via d'uscita in modo che si può sopportare." - 1 Corinthians 10:13

Versetti curativi dai salmi

Il Libro dei Salmi è una raccolta di grida, preghiere e lodi. Gli autori di ogni capitolo hanno vissuto ogni lotta, dolore e paura immaginabile. Questa raccolta di versetti confortanti vi aiuterà a guidare verso una guarigione completa e completa. "Poi gridarono all'Eterno nei loro guai, e Li salvò dalla loro angoscia. Egli mandò la sua Parola e li guarì; Li ha salvati dalla tomba. Che ringrazino l'Eterno per il suo amore infallibile e le sue meravigliose azioni per l'umanità." - Salmi 107:19-21 "Signore mio Dio, ti ho chiesto aiuto, e Tu mi ha guarito." - Salmi 30:2

"I giusti gridano, e l'Eterno li ascolta; Li libera da tutti i loro problemi. L'Eterno è vicino al cuore spezzato e salva coloro che sono schiacciati nello spirito. La persona giusta può avere molti problemi, ma l'Eterno lo libera da tutti; protegge tutte le sue ossa, nessuno di loro sarà rotto. Il male uccideremo i malvagi; i nemici dei giusti saranno condannati. L'Eterno salverà i suoi servi; nessuno che si rifugia in lui sarà condannato." - Salmi 34:17-22

"Lodate l'Eterno, la mia anima, e non

dimenticate tutti i suoi benefici - che perdona tutti i vostri peccati e guarisce tutte le vostre malattie, che redime la vostra vita dalla fossa e vi incorona con amore e compassione." - Salmi 103:2-4

"Appieratevi a me, Signore, perché io sono debole; guarirmi, LORDo, perché le mie ossa sono in agonia." - Salmi 6:2

"L'Eterno li protegge e   li conserva - sono contati tra i beati nella terra - Egli non li consegna al desiderio dei loro nemici. L'Eterno li sostiene sul letto di malattia e li ripristina dal loro letto di malattia." - Salmi 41:2-3

"Ho detto: "Aidati misericordia su di me, Signore; guaritemi, perché ho peccato contro di Te." - Salmi 41:4

"Guarisce il cuore spezzato e lega le loro ferite." - Salmi 147:3

"L'Eterno è il mio pastore, non mi manca nulla. Mi fa sdraiare in verdi pascoli, mi conduce accanto ad acque tranquille, rinfresca la mia anima. Mi guida lungo i sentieri giusti per il suo nome. Anche se cammino attraverso la valle più buia, non temerò il male, perché Tu sei con me; La tua canna e il   tuo staff mi confortano.   Prepara un tavolo davanti a me in presenza dei miei nemici. Tu unmi la mia testa con l'olio; la mia tazza trabocca. Sicuramente la vostra bontà e il vostro amore mi seguiranno per tutti i giorni della mia vita, e io vi soffermerò nella casa dell'Eterno per sempre." - Salmi 23

"Ascolta, Signore, e sii misericordioso con me; SIGNORE, essere il mio aiuto. Hai trasformato il mio lamento in danza; mi hai tolto il sacco e mi hai vestito di gioia" - Salmi 30:10-11

"La mia carne e il mio cuore possono fallire, ma Dio è la forza del mio cuore e della mia parte per sempre." - Salmi 73:26

Guarire i miracoli di Gesù

La guarigione di Gesù è per oggi tanto quanto lo era quando camminò sulla terra e fece miracoli di guarigione dei malati e dei disabili. La Bibbia ci dice che "Ma Egli è stato trafitto per le nostre trasgressioni, è stato schiacciato per le nostre iniquità; la punizione che ci ha portato la pace è stata su di Lui, e con le sue ferite siamo guariti." - Isaia 53:5. Gesù può ancora guarire oggi!

"Gesù andò in tutta la Galilea, insegnando nelle loro sinagoghe, proclamando la buona notizia del regno e curando ogni malattia e malattia tra il popolo. Le notizie su di Lui si diffusero in tutta la Siria, e la gente portò a Lui tutti coloro che erano malati di varie malattie, coloro che soffrivano di forti dolori, i demoni posseduti, coloro che avevano convulsioni e i paralizzati; e Li guarirono". Matteo 4:23-24

"Gesù chiamò i suoi dodici discepoli a Lui e diede loro l'autorità di scacciare spiriti impuri e di guarire ogni malattia e malattia... Guarisci gli ammalati, alleva i morti, pulisci coloro che hanno la lebbra, scaccia i demoni. Liberamente avete ricevuto; dare liberamente." - Matteo 10:1-8

"Ascoltando questo, Gesù disse loro: "Non sono i sani che hanno bisogno di un medico, ma i malati. Non sono venuto a chiamare i giusti, ma i peccatori." - Marco 2:17

"Gesù attraversò tutte le città e i villaggi, insegnando nelle   loro sinagoghe, proclamando la buona notizia del regno e curando ogni malattia e malattia". Matteo 9:35

"Le disse: "Figlia, la tua fede ti ha guarito. Andate in pace e siate liberati dalla vostra sofferenza." - Marco 5:34

"Un giorno Gesù stava insegnando e i farisei e gli insegnanti della legge erano seduti lì. Venivano da ogni villaggio della Galilea e dalla Giudea e Gerusalemme. E il potere del Signore era con Gesù per guarire gli ammalati. Alcuni uomini sono venuti portando un uomo

31

paralizzato su un tappeto e hanno cercato di portarlo in casa per metterlo davanti a Gesù. Quando non riuscirono a trovare un modo per farlo a causa della folla, salì sul tetto e lo abbassarono sul suo tappetino attraverso le piastrelle in mezzo alla folla, proprio di fronte a Gesù. Quando Gesù vide la loro fede, disse: "Amico, i tuoi peccati sono perdonati". I farisei e gli insegnanti della legge cominciarono a pensare a se stessi: "Chi è questo tizio che parla bestemmia? Chi può perdonare i peccati se non Dio solo?" Gesù sapeva quello che stavano pensando e chiese: "Perché stai pensandog queste cose nei vostri cuori? Che è più facile: dire: 'I tuoi peccati sono perdonati', o dire: 'Alzati e cammina'? Ma voglio che sappiate che il Figlio dell'Uomo ha l'autorità sulla terra di perdonare i peccati". Così disse all'uomo paralizzato: "Ti dico, alzati, prendi il tuo tappetino e vai a casa". Immediatamente si alzò di fronte a loro, prese quello su cui era sdraiato e tornò a casa lodando Dio. Tutti erano stupiti e lodavano Dio. Erano pieni di tibia e dicevano: "Abbiamo visto cose straordinarie oggi." - Luca 5:17-24

"E c'era una donna che era stata paralizzata da uno spirito per diciotto anni. Era piegato e non riusciva a raddrizzare a tutti. Quando Gesù la vide, la chiamò in avanti e le disse: "Donna, sei libera dalla tua infermità". Poi le

32

mise le mani addosso, e subito si raddrizzò e lodò Dio".

"Un sabato, quando Gesù andò a mangiare nella casa di un fariseo prominente, era sorvegliato attentamente. Lì davanti a lui c'era un uomo che soffriva di gonfiore anormale del suo corpo. Gesù chiese ai farisei e agli esperti della legge: "È lecito guarire il sabato o no?" Ma rimasero in silenzio. Così, prendendo possesso dell'uomo, Lo guarì e lo mandò sulla sua strada. Poi chiese loro: "Se uno di voi ha un figlio o un bue che cade in un pozzo il giorno del Signore, non lo tirerete fuori immediatamente?" E non avevano nulla da dire." - Luca 14:1-6

"Allungate la mano per guarire ed eseguire segni e meraviglie attraverso il nome del vostro santo servitore Gesù". Dopo aver pregato, il luogo in cui si incontravano fu scosso. Ed erano tutti pieni dello Spirito Santo e parlavano con coraggio la parola di Dio." - Atti 4:30-31

"Lì trovò un uomo di nome Enea, che era paralizzato ed era stato costretto a letto per otto anni." Enea", gli disse Pietro, "Gesù Cristo ti guarisce. Alzati e arrotola il tuo tappetino." Immediatamente Enea si alzò." - Atti 9:33-34

"Sapete cosa è successo in tutta la provincia della Giudea, iniziando in Galilea dopo il battesimo che Giovanni predicava - come Dio unse Gesù di Nazaret con lo Spirito Santo e il potere, e come andava in giro a fare il bene e guarendo tutti coloro che erano sotto il potere del diavolo, perché Dio era con Lui". Atti 10:37-38

Mentre andava in un villaggio, dieci uomini che avevano la lebbra lo incontrarono. Si fermarono a distanza e gridarono a gran voce: "Gesù, Maestro, ami pietà di noi!" Quando li vide, disse: "Andate, mostratevi ai sacerdoti". E mentre andavano, sono stati purificati. Uno di loro, quando vide di essere guarito, tornò, lodando Dio a gran voce. Si gettò ai piedi di Gesù e lo ringraziò, ed era un samaritano. Gesù chiese: "Non tutti e dieci erano purificati? Dove sono gli altri nove? Nessuno è tornato a dare lode a Dio, tranne questo straniero? Poi gli disse: "Alzati e vai; la vostra fede vi ha fatto bene." - Luca 12:17-19

"Mentre sono nel mondo, io sono la luce del mondo." Dopo aver detto questo, Ha sputato a terra, ha fatto un po 'di fango con la saliva, e lo mise sugli occhi dell'uomo. "Vai," gli disse, "lavare nella piscina di Siloam" (questa parola significa "Inviato"). Così l'uomo è andato e lavato, e tornò a casa vedendo. I suoi vicini e coloro che avevano precedentemente visto

lui chiedendo: "Non è lo stesso uomo che ha usato per sedersi e supplicare?" Alcuni hanno affermato che lo fosse. Altri dicevano: "No, gli assomiglia solo." Ma Egli stesso insistette: "Io sono l'uomo". "Come allora sono stati aperti i tuoi occhi?" Egli rispose: "L'uomo che chiamano Gesù fece del fango e me lo mise sugli occhi. Mi ha detto di andare a Siloam e lavarmi. Così sono andato a lavato, e poi ho potuto vedere.
Giovanni 9:5-11

"Non appena lasciarono la sinagoga, andarono con Giacomo e Giovanni a casa di Simone e Andrea. La suocera di Simone era a letto con la febbre, e immediatamente dissero a Gesù di lei. Così andò da lei, prese la mano e la aiutò a salire. La febbre l'ha lasciata e cominciò ad aspettare su di loro. Quella sera, dopo il tramonto, il popolo portò da Gesù tutti gli ammalati e i demoni posseduti. Tutta la città si riunì alla porta, e Gesù guarì molti che avevano varie malattie. Scacciò anche molti demoni, ma non lasciò parlare i demoni perché sapevano chi era." - Marco 1:29-34

"Mentre Gesù parlava ancora, qualcuno veniva dalla casa di Iairo, il capo della sinagoga." Tua figlia è morta", disse. "Non disturbare più l'insegnante." Sentendo questo,

Gesù disse a Giairo: "Non abbiate paura; solo credere, e lei sarà guarita. Quando arrivò a casa di Iairo, Egli non lasciò che nessuno entrasse con Lui, tranne Pietro, Giovanni e Giacomo, e il padre e la madre del bambino. Nel frattempo, tutte le persone piangevano e piangevano per lei. "Smettila di lamentarti", disse Gesù. "Lei non è morta, ma addormentato." Ridevano di Lui, sapendo che era morta. Ma Lui la prese per mano e disse: "Figlio mio, alzati!" Il suo spirito tornò, e subito si alzò in piedi. Poi Gesù disse loro di darle qualcosa da mangiare. I suoi genitori rimasero stupiti, ma Ordinò loro di non dire a nessuno quello che era successo." - Luca 8:49-56

C'è riferimento dopo riferimento di The Good Doctor che esegue il servizio medico e guarigioni e anche il sabato. Ha detto di ricordare questo giorno e di mantenerlo Santo. Questo non significava che voltassi le spalle a un fratello o una sorella cristiana malata.

Egli ci ha dato tanti esempi da vivere come il Buon Dottore.

Che cosa possiamo fare per essere il Suo assistente medico? Uno è riferirsi alle Scritture nella Bibbia o nel Manuale. Leggete questi esempi che vi ho dato e conosceteli a memoria, non necessariamente parola per parola, ma conoscete il messaggio.

Condividi il messaggio con il maggior numero possibile di persone che ora sono i

TUOI "assistenti medici".

Lavoriamo tutti per il Buon Dottore. Le Scritture e la Sua Parola possono essere il vostro manuale di formazione. Svilupperai delle abilità nell'aiutare le persone malate perché hai imparato sotto il Buon Dottore. Devo dirti di più per convincerti che è il Buon Dottore?

LA FEDE CONTRIBUISCE ALLA GUARIGIONE?

Mi sono chiesto se gli antidepressivi funzionano principalmente tramite suggerimento, o l'effetto placebo. Un placebo assomiglia alla guarigione della fede. Eppure la guarigione della fede è di solito considerata più una questione di fede nella magia e nel soprannaturale piuttosto che nella fiducia nella scienza della farmacologia da una prospettiva scientifica, la guarigione della fede è inspiegabile, incomprensibile e non dovrebbe funzionare. Eppure funziona.

Questo fatto non prova che il Buon Dottore è al lavoro in ogni momento ?

La fede è avere una vera fede in Lui? Se i risultati medici della fede sono reali, allora Gesù è il Grande Medico.

La maggior parte degli scienziati

affrontano tali prove attraverso un semplice scetticismo. A loro se qualcosa non può essere dimostrato che le conclusioni sono irrilevanti per lo studio. Le parole contenute nel Manuale non costituiscono la prova necessaria alle nostre conclusioni? Il Manuale (Bibbia) è un resoconto storico accurato.

È sempre difficile dare molto senso a tali fenomeni aneddotici per la soddisfazione degli scienziati, ma la guarigione della fede sembra funzionare e funziona se la fede guarisce qualcuno o accelera il processo di guarigione. Il Buon Dottore ha messo tutto questo in atto..... per l'uso. Ricordate la prescrizione che ci ha dato.... è molto efficace dal punto di vista medico.

Dio può infatti esistere e la preghiera può davvero guarire; tuttavia, sembra che, per importanti ragioni teologiche e scientifiche, gli studi controllati randomizzati non possano essere applicati allo studio dell'efficacia della preghiera nella guarigione. È qui che entra in gioco la fede. O credi o no. O hai fede o non lo fai. Gli scienziati non possono provare opere di preghiera. Gli scienziati non possono provare che la preghiera non funziona. Tu, tra l'altro, puoi dimostrare ciò che gli scienziati non possono provare. Queste informazioni fornite dal Buon Dottore devono essere condivise con quante più persone si possono condividere con voi.

Ero malato una volta e la medicina NON

mi guarisce, eppure ero guarito. Spiegalo. Il dottore disse: "Non posso spiegarlo dal punto di vista medico".

Il punto di questo libro, la guarigione NON deve essere spiegata medicamente per dimostrare la realtà dell'efficacia del Buon Dottore. La fede ti guarisce e va da un guaritore della fede, per me non sono la stessa. Uno usa il Buon Dottore e l'altro no. Comprendere il Buon Dottore non vi invierà un disegno di legge per i Suoi servizi, mentre un guaritore di fede potrebbe.

Quando le persone si trovano ad affrontare una malattia grave o debilitante, spesso considerano la guarigione soprannaturale o la guarigione della fede come l'opzione finale. Le nostre aspettative per la guarigione divina sono spesso collocate in una varietà di fonti che si presentano come l'unica speranza per una guarigione miracolosa. Alcuni individui perseguiranno la via dei guaritori della fede o coloro che professano di avere una "capacità di guarire". Si dice che oggetti come fazzoletti, icone religiose o pellegrinaggi nei luoghi santi offrano speranza a coloro che si trovano in circostanze disperate. Non ritengo che questi siano elementi del Buon Dottore.

Di fronte a sofferenze intense, possiamo anche essere tentati di dubitare del

40

carattere di Dio. "Perché il mio dolore è infinito e la mia ferita grave e incurabile? Vuoi essere a me come un ruscello ingannevole, come una molla che non riesce? (Geremia 15:18).

Altri cercano di incoraggiarci confermando che "tutte le cose lavorano insieme per il bene a coloro che amano Dio" (Romani 8:28). Eppure la nostra sofferenza rappresenta la nostra più grande sfida alla nostra fede. Ad un certo punto possiamo anche incolpare Dio per aver permesso al nostro dolore di continuare. Oppure potremmo chiederci: "Quanta fede ho bisogno di essere guarita?" È molto probabile che il Buon Dottore stia usando queste situazioni per aiutarti a sviluppare la fede per affrontare qualcosa che potrebbe venire dopo.

La nostra sofferenza fisica ed emotiva si amplifica quando non riusciamo a vedere alcun bene possibile derivante dalla nostra malattia. Il Buon Dottore lo usa a nostro vantaggio, e questo può definire la fede. Fidati del Buon Dottore in ogni momento e in tutte le situazioni.

La guarigione è un atto di misericordia non meritata da un Dio sovrano. Non mettiamo la fede nella fede stessa (o negli uomini o negli oggetti), ma piuttosto nella grazia e nella misericordia del Buon Dottore, "Dio guaritore". Non c'è dubbio che Gesù si preoccupa profondamente per noi. Non c'è dubbio.

La fede non è qualcosa che dobbiamo "evocare" per essere guariti. Dio ha in ultima analisi il controllo della guarigione. Qualunque sia il risultato, il Buon Dottore è sempre con coloro che soffrono e capisce ogni loro dolore e bisogno. La croce ci ricorda che Dio si preoccupa sempre. Dio ci offre una totalità ancora più perfetta della guarigione fisica o emotiva. La salute perfetta ci aspetta nella risurrezione.

Se la fede religiosa potesse essere impacchettuata in una pillola, il prezzo delle azioni delle aziende farmaceutiche salirebbe. La religione, non solo la spiritualità, è un profondo predittore di salute. Pratiche spirituali possono ridurre la pressione sanguigna, rafforzare il sistema immunitario, e aiutare a scongiurare alcuni effetti della malattia mentale su così come molti farmaci sul mercato. Infatti, la mancanza di religiosità è malsana come 40 anni di fumare un pacchetto di sigarette al giorno. Se vi preoccupate per la vostra salute, potreste voler iniziare ad andare in chiesa e pregare regolarmente. Ricordatedisi ancora della Prescrizione che il Buon Dottore ti ha dato. Quella Ricetta non sparirà.

Lo stress ha un effetto negativo diretto sul sistema immunitario, riducendo la capacità delle cellule di attaccare la malattia all'interno del corpo. Gli studi hanno dimostrato che la religione riduce lo stress in un certo numero di modi. La preghiera, in particolare, può ridurre la pressione alta che è dovuta allo stress. Le ansie e gli stress della vita moderna tendono a incoraggiare la lotta del corpo o la risposta al volo. La preghiera, il culto e altre attività spirituali possono bilanciare questa risposta allo stress migliorando la risposta di rilassamento del corpo. Inoltre, le persone che sono religiose tendono a pensare in modi che sono sani. La fede dà alle persone un senso e uno scopo nella vita, che è legato a una migliore salute. Il cervello controlla ogni aspetto del nostro corpo, quindi il modo in cui pensiamo influisce sul funzionamento del nostro corpo. Allo stesso modo, le persone religiose tendono ad essere colpite meno dalla depressione. Naturalmente, i veri cristiani pieni di fede soffrono ancora di depressione e altre forme di malattia mentale. Ma mentre la fede non è certamente una cura per qualsiasi malattia mentale, sembra offrire un ulteriore buffer contro la sua peggiore Effetti.

Avere amici fa bene a te. Avere amici della chiesa è ancora meglio. Infatti, uno studio ha scoperto che "l'appartenenza alla Chiesa" era l'unico tipo di coinvolgimento sociale che prevedeva una maggiore soddisfazione di vita e felicità e una migliore salute.

La fede ti rende più sano fornendoti una

43

comunità più disposta ad aiutarti quando la vita è difficile. I cristiani hanno creato i primi ospedali del mondo, e l'assistenza sanitaria professionale è stata a lungo essenziale per le missioni e il ministero per i poveri. Ma se non ti trovi seduto tra infermiere o medici sul forno, non temere. Il maggiore beneficio per la salute della fede viene a coloro che aiutano. Ricordate che avevamo un capitolo per voi su come entrare a far parte dello staff medico del Buon Dottore.

Non dobbiamo dubitare del fatto che Dio guarisce, a volte in modi miracolosi. Più di tre quarti degli americani credono che la preghiera può guarire le persone da lesioni o malattie. Molte persone credono nel Buon Dottore. Vogliamo che la vostra fede in Lui sia rafforzata.

Dobbiamo fare attenzione quando si battono i benefici della fede, poiché la fede non è mai stata destinata ad essere una pillola e il Manuale non è un opuscolo di esercizi. Fedeli, credenti cristiani si ammalano e guidano vite afflitte da malattie o disturbi fisici, ma se crediamo che l'autorità di Dio si estende sia fisica che spirituale, allora possiamo accettare che Egli possa manifestare tale autorità nella nostra salute fisica e nella nostra salute spirituale.

Trovo che non ci possa essere alcun sostituto per la vera fede. L'uomo ha cercato di trovare le cose per sostituire la   fede, ma non c'è nulla che sostituisca la fede con ciò che produce le cose che stiamo   cementando in questo libro. Il cemento si asciugherà e curerà e così sarà la vostra fede. Più esercitate la vostra fede, più siete solidi nella salute e nello spirito. Il Buon Dottore ha spianato la strada a tutto questo. Si prende cura di te in modi che potresti non capire mai.   Siamo tridimensionali e Egli è molte volte dimensionale, quindi non possiamo mai capirgli mai del tutto e forse non siamo destinati a comprenderLo completamente. Accettalo e basta. Potresti non capire come funziona   l'elettricità, ma   accetti il prodotto. Stessa idea qui. Entrambi sono reali ed entrambi potrebbero non essere spiegati a tutti con soddisfazione. La fede è la parola chiave su entrambi qui. Accendete la televisione e avete fede che funzionerà. Sintonizzatevi su Gesù e anche lui lavora ... Oh, scusa.... Intendevo sintonizzarsi sul Buon Dottore.

La fede di Christian è una fede nel Buon Dottore.   Siamo sicuri che Egli esiste anche se non possiamo vederlo.   Abbiamo fiducia in tutto ciò che Egli ha detto e preparato per noi. E tutto ciò che la Bibbia ci dice di Dio, del cielo e del futuro.   Crediamo e siamo fiduciosi che sarà proprio come Egli ha detto.

Forse abbiamo pregato, ma forse non sappiamo se Dio guarirà se Non guarisce

45

all'istante. Sì, alcune persone sono state miracolosamente guarite in risposta alla preghiera, ma altre hanno sofferto dolore, miseria e persino morte rifiutandosi di andare a trovare un medico e sostenendo: "Il Signore mi guarirà". Dio ci ha dato un corpo per prenderci cura del meglio che possiamo. Egli lo chiama il tempio dello Spirito Santo che abita dentro di noi e proprio come i sacerdoti e i leviti dell'Antico Testamento hanno ricevuto l'incarico solenne di prendersi cura del tempio, anche a noi è stata affidata l'incarico di prendersi cura del nostro corpo.

Se sei malato, prega e vai dal dottore. Non sapete se Dio sceglie di guarirvi attraverso i poteri di ripristino del vostro corpo, attraverso il suo intervento miracoloso, o attraverso l'abilità che ha dato al medico. Usate tutto e ringraziatelo per la vostra guarigione, in qualsiasi modo Dio scelga di darla.

Spero che questo capitolo possa contribuire ad una crescita della fede in voi in quanto riguarda la medicina e le pratiche mediche del Buon Dottore. Egli è il vostro medico e disponibile per voi in qualsiasi momento.

Il vostro servizio al Buon Dottore influenzerà il vostro stato di salute generale. Cercate di servire. Il mio altro libro è ora disponibile come ebook The 13th Disciple e ti darà esempi di come servire questo Dottore. Diventerai sempre più informato sulle pratiche sanitarie e sulla guarigione efficace mentre studi questo libro e, cosa ancora più importante, studi il Manuale (Bibbia) che menzioniamo.

ESEMPI DI PREGHIERE DI GUARIGIONE

Oggi vengo da Te come tuo figlio, desiderodi di sentire da te e chiedo la tua guarigione divina. Ci sono così tante cose che non capisco sulla vita. Ma so che con un solo tocco, una parola, puoi farmi intero. Vi prego di perdonarmi dei miei peccati, purificatemi dalla mia ingiustizia e iniziate la vostra guarigione dall'interno verso l'esterno.

Non so sempre quale sia la vostra volontà, specialmente in tempi come adesso, quando cerco disperatamente il Vostro Volto. Non ti offro promesse, affari, affari da scambiare per la mia salute. Mi inchino semplicemente il mio cuore davanti a Te per dirvi il desiderio del mio cuore: che voglio trascorrere quanti anni posso amarvi qui, amando gli altri e volendo diventare più simili a Te. Tuttavia tu scegli di farlo dipende da te, e va bene a me. Se si utilizzano i medici per fornire la guarigione, dare loro saggezza per sapere cosa fare.

Indipendentemente da come lo compite, la guarigione che date è sempre miracolosa. E ti meriti tutte le lodi.

Credo assolutamente che tu abbia il potere di guarire. L'avete dimostrato sulla terra, e guarite ancora oggi in modo miracoloso. Anche quando la mia fede è debole, Tu dici che è sufficiente, e il mio amore per Te è forte. E so che hai già il mio cuore e la mia vita nelle Tue mani. Sta a te decidere. Se posso portarvi più gloria attraverso la guarigione, allora è quello che chiedo. Questo è quello che desidero.

Ma se la Tua risposta è no, o non ora, so che la tua grazia mi è sufficiente. In definitiva, voglio che la Tua volontà sia la mia volontà. Non vedo l'ora di passare un'eternità con Te. Ma Signore, se avete pianificato ancora di più per me fare qui su questa terra, non solo ho bisogno e voglio la vostra guarigione fisica, Signore, ma una pulizia e un rafforzamento approfonditi e profondi, un rinnovamento di tutto il cuore di tutto ciò che ho am. Perché tutto quello che sono è tuo. Usate questa prova per rafforzarmi da una fede "cosa-se" a una fede "cosa-non importa-cosa". E qualunque cosa accada, scelgo di onorarti e darti gloria. Nel nome di Gesù, Amen. ~

Puoi leggere queste preghiere molte volte e

sviluppare la tua preghiera e una che puoi insegnare anche agli altri a pregare?

Signore Gesù, grazie a te che ami [nome della persona che ha bisogno di guarigione]. So che odi quello che la loro malattia sta facendo a loro / me. Vi chiedo di guarire questa malattia, di avere compassione e di portare guarigione da ogni malattia.

La vostra Parola dice in Salmo 107:19-20 che quando vi chiameremo il Buon Dottore darai l'ordine, ci guarirai e ci salverà da morte certa. Nel Manuale, ho letto di guarigione miracolosa e credo che tu guarisa ancora allo stesso modo oggi. Credo che non ci sia malattia Non puoi guarire dopo che tutto il Manuale dice di Alzarti le persone dai morti, quindi chiedo la Tua guarigione in questa situazione.

So anche dalla mia esperienza di vita sulla terra che non tutti sono guariti. Se questo accade qui che tenere il mio cuore debole verso di Te, aiutami a capire il tuo piano e aiutami ad essere entusiasta del Cielo.

Signor Buon Dottore, mi aiuti a riorientarmi su di lei. So che devo smettere di soffermarmi sulle mie ferite e frustrazioni. Aiutatemi a essere fedele nella preghiera e a riporre la mia speranza in Voi. Lo Spirito Santo possa guidarmi, confortarmi e rafforzarmi.

Signor Buon Dottore, per favore guarisca il mio cuore spezzato. Riempimi con la pace e la gioia che so che può venire da Te solo in questo momento difficile. Camminate vicino accanto a me durante il mio viaggio verso la guarigione e il recupero che so è possibile solo attraverso il Tuo potere Ricordate che Dio è stato nel business della preghiera per molto tempo. Egli può elaborare molto bene le richieste di preghiera. Il suo Dipartimento di Preghiera è composto da Lui e suo Figlio. Possono elaborare milioni di preghiere allo stesso tempo.

Devi sapere come pregare? C'è un sistema divino e degno e un modo corretto di pregare?

È successo a me. Una signora mi ha chiesto di pregare per suo marito. Mi ha dato il suo nome, le sue condizioni, dove si trovava, ecc.

Ho pregato per lui. Ho avuto il nome sbagliato, la condizione sbagliata, dove si sbagliava.... Tutto... Non avevo nulla a che fare con quella preghiera.

Il giorno dopo venne da me e disse: "So che hai pregato per lui verso le due. Questo lo so. Sta bene oggi.

La mia preghiera era alle 2:00. Punto di essere.... Dio solo sa cosa c'è nel tuo cuore.

Egli sa di cosa state pregando.
Parlare di traduzione ? Qualsiasi preghiera
inviata a Lui in tradotto correttamente sia
parlato che pensato. Non è necessaria la certificazione di
preghiera. Prega e basta.

COME PUOI RINGRAZIARE DIO PER LA GUARIGIONE

Prima di tutto, ringraziatelo in preghiera
per quello che Ha fatto per voi. Comprende il
linguaggio della preghiera e qualsiasi forma di
comunicazione.
Ecco un campione che ho trovato di un
uomo che ringrazia Dio attraverso la preghiera.
Credo e ringrazio Dio per la guarigione nel
mio corpo. Non vado in chiesa da molto tempo
e oggi il Pastore ha fatto una telefonata d'altare
per coloro che potrebbero avere problemi di
salute. So che è stato portato a farlo dallo
Spirito Santo perché nessuno, compreso il mio
pastore, sa che mi è stato diagnosticato
sieropositivo nel luglio del 2007. Fratelli e
sorelle pregate con me credendo e
ringraziando Dio per la sua guarigione e la sua
bontà. Nonostante quello che il medico dice
che ho scelto di credere al rapporto del signore
e lui dice che SONO HEALED! Grazie Gesù
per essere venuto in mio soccorso!!!! Grazie

Signore, tutta la gloria, la lode e l'onore siano a Dio! Amico non posso dirvi quanto è impressionante se mi sono seduto qui e digitato per il resto della mia vita !!

Si noti che la prima cosa che quest'uomo ha fatto è stato cambiare il suo punto di vista e dare credito alla fonte del credito Mr. Good Doctor.

Dobbiamo ringraziare..... un must assoluto. Ogni volta che siete guariti anche da un disturbo minore, rendete grazie immediatamente.

Cambiare i tuoi modi influenzerà anche gli altri. "Ehi Larry cosa ti è successo.?" Beh, il Buon Dottore mi ha guarito e per questo gli sto dando la mia vita. Ero abbastanza importante perché il Buon Dottore mi guarisse che ora voglio far parte della Sua squadra oggi e per sempre. Se si fanno chiamate in ospedale essere sicuri di ricordare questo quando quella persona è fuori dall'ospedale ed è a casa e bene.

Io e mia moglie siamo cappellani in due diversi ospedali ed è un onore servire il Buon Dottore in questo modo. Vorrei davvero poterlo ringraziare. Vorrei potergli comprare una tazza di caffè. Qualcuno sa come gli piace il suo caffè ?

Un giorno all'oceano in una nebbia nebbiosa mi sentivo come se avessi visto un'immagine avvicinarsi alla costa, ma non riuscivo a definire l'immagine. Volevo pensare che fosse il Buon Dottore. Forse lo era. Una volta guarito look per i cambiamenti nel mondo intorno a te. Ora hai un nuovo set di "occhi". Il Buon Dottore ha fatto "chirurgia" su ciò che ora vedi e su come vedi le cose. Semplicemente non è lo stesso mondo che conoscevi prima. Se non indossi gli occhiali, ti ha equipaggiato con occhiali spirituali e non due da coppia per 69,95 dollari. Vedrai e sperimenterai la gioia che non hai mai provato. Questo è il tuo giorno. Questo è un dono del Buon Dottore.

GUARIGIONE ATTRAVERSO IL DISCEPOLATO

Trova una copia del mioebook The 13th Disciple in quanto si adatta a quello che abbiamo detto.

Il discepolato sta servendo il Buon Dottore. Sta portando le persone nella Sua squadra.

Sento che sviluppi poteri curativi attraverso questo. Non sto dicendo che guarirai un malato di cancro, ma potresti. Non sto dicendo che sei un guaritore della fede, ma hai proprietà curative che potresti non aver mai avuto.

Servite il Signore e vi saranno date molte

nuove armature per la vostra passeggiata quotidiana.

Ci sono molte, molte, persone semplicemente fuori per strada che hanno bisogno di te. Ora hai le competenze e la formazione per essere in grado di aiutarli davvero.

HAI UN DESIDERIO di VEDERE PERSONE HEALED E COME A KNOW JESUS LIKE NEL BOOK DI ACTS? Se sentite la chiamata di Dio per una rivelazione più grande della Sua parola nella vostra vita e per camminare come hanno fatto gli apostoli nella Bibbia, pieni di Spirito Santo che dimostra il potere e l'amore di Gesù, allora vi prego di contattarci. Se avete un gruppo o una chiesa che credono nella guarigione e vogliono sapere come sbloccare le manifestazioni di guarigione, profezia, parole di conoscenza e il battesimo dello Spirito Santo, possiamo aiutare!

Maria ed io abbiamo addestrato individui, gruppi e chiese per vedere Dio migliorare il Suo Regno su questa terra!

Andiamo al centro di Brownsville e aiutiamo le persone che dormono nelle porte dei negozi.

Un giorno abbiamo fatto colazione e un uomo si è svegliato e non mangiava fino a quando non ha pregato.

Abbiamo fatto parte della salvezza con

alcune di queste persone. Capire che queste persone sono ovunque. Si potrebbe pensare che quelli su South Padre Island sono tutti bene. Vediamo... abbiamo trovato un senzatetto proprio ieri che aveva fame e aveva bisogno di cibo come aveva fame. Mi è capitato di fare una foto con lui.

Voglio che distoldiate lo sguardo dal libro e dica una preghiera per Lewis. Ha bisogno del Buon Dottore come tutti noi. Se qualcuno è vivo, allora hanno uno scopo qui e potrebbe essere il nostro lavoro per aiutarlo a trovare il suo scopo. Io sostengo che Lewis è importante come chiunque altro su questa terra. Dobbiamo tutti rendersene conto e fare il nostro lavoro di discepoli per portargli guarigione mentalmente e fisicamente. Ecco forse una sorpresa al pensiero della guarigione attraverso il discepolato. Rafforzate anche voi rafforzando gli altri. Aiutate voi stessi aiutando gli altri.

Matteo 10:1
Gesù convocò i Suoi dodici discepoli e diede loro l'autorità sugli spiriti impuri, per scacciarli e per guarire ogni tipo di malattia e ogni tipo di malattia.

Luca 9:1
E chiamò i dodici insieme, e diede loro

potere e autorità su tutti i demoni e per guarire le malattie.

I discepoli originari avevano il potere e la forza di aiutare gli altri nel processo di guarigione e cura. Oggi puoi essere un discepolo e abbiamo bisogno di discepoli più moderni. Registrati oggi stesso. Chiama il Buon Dottore e digli che vuoi entrare. Comporre qualsiasi numero di telefono come il Buon Medico sentirà la vostra chiamata.

Ti sto dicendo che potrebbe esserci una vita là fuori che non hai mai provato e che la vita ha il tuo nome. Non ci sono buoni necessari.

Chiama l'operatore. Comporre "0" e dire loro che si desidera raggiungere il Signore. Posso solo immaginare la risposta che si potrebbe ottenere. Chilo sa, che può essere un discepolo in attesa.

Luca 9:2

E li mandò ad annunciare il regno di Dio e a compiere la guarigione.

Matteo 10:8

"Guarisci gli ammalati, solleva i morti, pulisci i leper, scappa i demoni. Liberamente hai ricevuto, dai liberamente.

Luca 10:9

e guarite coloro che vi sono malati e dite loro: 'Il regno di Dio si è avvicinato a voi'.

I discepoli furono mandati a guarire. Il Buon Dottore può mandarti a fare lo stesso. Non abbiate paura del compito a portata di mano.

Atti 3:1-10
Ora Pietro e Giovanni stavano salendo al tempio alla nona ora, l'ora della preghiera. E un uomo che era stato zoppo dal grembo materno veniva portato con sé, che usavano per mettere giù ogni giorno alla porta del tempio che si chiama Bella, per implorare l'elemosina di coloro che stavano entrando nel tempio. Quando vide Pietro e Giovanni in quel modo di andare al tempio, cominciò a chiedere di ricevere. Ma Pietro, insieme a Giovanni, fissò il suo sguardo su di lui e disse: "Guardaci!" E cominciò a dare loro la sua attenzione, aspettandosi di ricevere qualcosa da loro. Ma Pietro disse: "Io non possiedo argento e oro, ma quello che faccio vi do: nel nome di Gesù Cristo il Nazareno--cammina!" E afferrandolo con la mano destra, lo alzò; e subito i suoi piedi e le sue caviglie sono stati rafforzati. Con un salto si alzò in piedi e cominciò a camminare; E tutto il popolo lo vide camminare e lodare Dio; e stavano prendendo nota di lui come colui che

57

era solito sedersi alla Porta Bella del tempio per chiedere l'elemosina, ed erano pieni di meraviglia e stupore per quello che gli era successo.

Che versetto che è. Un giorno puoi sostituire il nome Peter forse con il tuo nome. Questo può succedere.

Nella nostra epoca attuale, il discepolato – seguire, o diventare un seguace di Gesù – è spesso inquadrato in termini di ciò che dovremmo fare per diventare un cristiano 'buono'. Quali sono le regole da seguire, cosa prescrive Gesù? È quasi come prendere delle medicine.

Farmaco? Torna indietro e leggi il titolo di questo libro. Gesù, il Buon Dottore, è meglio di qualsiasi farmaco che ci sia.

Anche se Gesù comandava i dodici e poi i settantadue di guarire gli ammalati mentre proclamavano il regno di Dio ai perduti, la Chiesa oggi non obbedisce più a questo comando. In realtà, questo comando viene ignorato e quasi mai insegnato ai credenti di oggi. Chiunque cerchi di guarire gli ammalati, non solo prega per gli ammalati, è probabilmente visto con sospetto e si pensa si allontani dalla Parola di Dio.

Tuttavia, le Scritture di cui sopra sono ancora in piedi. È chiaro che non solo ai dodici apostoli fu comandato di guarire gli ammalati. Un comando simile fu dato anche ai settantadue discepoli "ordinari" che furono mandati a predicare il Vangelo. Anche dopo che Gesù ascese al cielo e lo Spirito Santo scese nel Giorno di Pentecoste, i Suoi discepoli continuarono a guarire gli ammalati come possiamo leggere registrati in Atti. Oggi, tuttavia, quasi nessun credente guarisce gli ammalati come Gesù insegnò ai suoi discepoli.

Cambiamo lo !!!! oggi Il Buon Dottore ed io e molti altri che invitiate alla squadra - che squadra che sarà. Mi sto eccitando pensando a questa possibilità, vero? Ecco più cibo per il pensiero.

L'immagine successiva potrebbe essere che mettete le mani su qualcuno nel processo di guarigione. Continuate a pregare per ricevere questa abilità.

Semplicemente leggendo questo libro si sta mostrando il desiderio di essere più di quanto lo sei oggi. Questo può e accadrà.

Scrivi i nomi di chi consideri anime perdute. Metti quella lista nella tua fattura. Se hai tanti soldi quanto me, una fattura non è necessaria. Niente da portare.

Lavorare su queste persone e alla fine dell'anno prendere la lista e vedere come hai fatto.

Puoi anche scrivermi l'elenco e io terrò e ti

invierai i risultati alla fine dell'anno. Questo da solo potrebbe fare per un altro libro.

Questo libro potrebbe avere 1000 capitoli. Non c'è fine a questo o al nostro lavoro. Voglio che tu abbia un libro a cui puoi fare riferimento ed essere la tua guida.

Se hai 85 anni, pensa come se non stessi entrando nell'ultima fase della tua vita, ma piuttosto una nuova vita che inizia DESTRA ORA.

Tu ed io ora siamo soci. Lavoriamo per la stessa "azienda". Abbiamo lo stesso capo. Non lavorerete il vostro senso fino alla parte superiore dell'ufficio perché siete in cima in questo momento.

GUARIGIONE ATTRAVERSO L'ESERCIZIO

Il Buon Dottore supervisiona un programma di esercizi e incoraggia tale attività. Ricordate che Egli vuole guarire la vostra mente e il corpo e alcuni affrontare entrambi allo stesso tempo.

Quando Dio vi ha creati alcune cose sono state fatte in modo da poter condurre una vita lunga e sana.

È un fatto che l'esercizio fisico regolare può prendere il posto della medicina. Sviluppare un programma che consente di partecipare a questo. Vuoi un cuore più forte, una mente più vigile e una vita sessuale migliore? Vuoi essere meglio equipaggiato per combattere il cancro e le malattie cardiovascolari, combattere il raffreddore comune e persino guarire le ferite più velocemente? Questo può sembrare un infomercial per una pillola troppo buona per essere vera, ma, in realtà, è un invito a godere della straordinaria capacità del tuo corpo di guarire se stessa - una capacità che è notevolmente amplificata quando fai dell'attività fisica una parte della tua vita quotidiana.

"Non c'è nessun farmaco o integratore alimentare che si avvicina anche ad avere tutti gli effetti esercizio fa," un medico mi ha detto di recente.

Una buona forma fisica ha effetti curativi globali, lavorando contemporaneamente su più sistemi per migliorare la salute mentale, spirituale e fisica. Infatti, l'esercizio aiuta quasi tutti i sistemi del corpo. Poiché questi sistemi sono interconnessi, può essere difficile classificare i molti vantaggi specifici dell'esercizio. Ecco perché, nell'interesse di dare esercizio almeno un po 'più di esso è considerevole dovuto.

Trovo che gli esperti medici c spirituali siano d'accordo su questo fatto. Qualcosa come camminare ogni giorno può avere un tale effetto su di voi. Si prega di sottoscrivere

61

questa teoria.

L'esercizio cardiovascolare non è importante solo per il controllo del peso e la forma fisica generale. Può ridurre significativamente il rischio di morte per malattie cardiache (e cancro), secondo uno studio di 20 anni pubblicato nell'International Journal of Obesity nell'agosto 2005 - anche per gli individui con un indice di massa corporea nella gamma obesa.

Lo spostamento del corpo ha effetti biochimici e ormonali profondi che supportano la guarigione cardiovascolare, compresi i livelli di colesterolo buono e cattivo moderazione - un fattore di rischio significativo nella malattia coronarica.

I ricercatori hanno scoperto che l'inattività ci mette a maggior rischio per la demenza senile, Morbo di Alzheimer e declino conoscitivo generale. Ora, ricerche più recenti suggeriscono che appena tre mesi di condizionamento aerobico possono incoraggiare il cervello a far crescere nuove cellule nervose.

Infatti, i nostri cervelli sono flessibili, flessibili e in grado di sviluppare nuove connessioni neurali per tutta la vita. Esercizio aumenta l'assorbimento di un fattore di crescita nel cervello che aiuta i neuroni funzionano meglio, altera i modelli genetici e migliora il flusso sanguigno, che incoraggia la cottura più veloce dei neuroni e migliora la nostra capacità di concentrazione.

Esercizio svolge un ruolo potente nella regolazione dei livelli di ormone e zucchero nel sangue, contribuendo a proteggere anche quelle persone a più alto rischio di sviluppare tumori legati all'ormone e diabete di tipo 2, e aiutare coloro che fanno sviluppare tali malattie per gestirli con maggiore successo.

"Le persone che esercitano regolarmente hanno ridotto il rischio di ottenere il raffreddore comune", dice Nieman, che indica studi che indicano il rapporto persone fisicamente in forma 60-90 per cento di raffreddori in meno rispetto a quelli che sono sedentari. Si pensa che l'esercizio sostenga l'immunità in una varietà di modi: rimuovendo i batteri dai polmoni attraverso una maggiore respirazione e circolazione; lavando gli agenti cancerogeni fuori dal corpo con urina e sudore; e inviando una maggiore concentrazione di anticorpi e globuli bianchi (difesa del corpo cellule) intorno al corpo ad un ritmo più veloce. È anche possibile che l'elevazione temporanea della temperatura corporea possa prevenire la crescita batterica, una sorta di febbre auto-creata. Infine, esercizio rallenta il rilascio di ormoni legati allo stress. Lo stress aumenta la possibilità di malattia, e l'attività fisica aiuta ad alleviare lo stress in modi che supportano la salute della mente-corpo e del sistema nervoso. Un sintomo primario della depressione, tuttavia, è la mancanza di motivazione - e qui sta la difficoltà nell'usare l'esercizio fisico per rompere il ciclo della depressione.

Una passeggiata mattutina o fare jogging è un buon momento per impegnarsi in preghiera e conversazione con il Buon Dottore. Ringrazialo per avervi dato la forza di alzarvi presto e di lavorare per Lui e di pianificare la vostra giornata per lavorare per Lui. Hai bisogno di esercizio per costruire la resistenza per l'attività fisica e mentale.

Una volta, quando il mio pastore si alzò di fronte alla chiesa per tenere il suo sermone, cominciai a sentire assonnato. Il messaggio del pastore era interessante, ma non importa quanto ci provassi, non riuscivo a tenere gli occhi aperti. Mi addormentavo, solo per svegliarmi quando sentivo la testa cadere verso il mio petto. Parte del problema era che soffrivo di una mancanza di esercizio fisico.

Addormentarsi in chiesa era solo una parte del problema. Ci sono benefici spirituali per l'esercizio fisico che vanno oltre la svolta durante il sermone del pastore.

La Bibbia dice che il vostro corpo è un tempio per lo Spirito Santo (1 Corinzia6:19). Se il tuo corpo è il tempio, allora il tuo cervello potrebbe benissimo essere la sala del trono. Il cervello è dove Dio comunica con noi. Ma se il tempio sta cadendo a pezzi intorno alla sala del trono, anche la comunicazione può rompersi. Mi sedevo molto. Mi sedevo al lavoro. Dopo il lavoro, tornavo a casa e mi sedevo. È difficile guardare la TV o navigare in Internet molto a lungo mentre stai in piedi. È possibile ottenere un po 'di tempo sullo schermo mentre si cammina su un tapis roulant o l'esercizio su qualsiasi altra macchina aerobica verticale. Ma non è rilassante come sedersi su un divano o una sedia facile con le gambe appoggiate.

Alcune persone usano lo studio come motivo per sedersi. Funziona bene a scuola. Funziona anche bene se la tua professione richiede lo studio. È anche più facile leggere e studiare la Bibbia mentre si è seduti.

Ma troppo seduto alla fine ti ucciderà. È facile sedersi troppo ed esercitare il nostro corpo troppo poco. La conseguenza è che il sangue si deposita nelle nostre gambe e si svuota dal nostro cervello.

Il tuo programma di esercizi funziona bene per questo. Chiedi al Buon Dottore se approva il tuo programma di esercizi.

Continuate a motivare a sapere che vi troverete a prendervi per ottenere i seguenti benefici spirituali del regolare esercizio fisico. Potete diventare la persona che Dio vi ha progettato per essere.

Un corpo sano forte aiuta a rinvigorire la nostra vita spirituale. Ci dà la possibilità di aiutare gli altri in modi che non possono aiutare se stessi. Aiuta il nostro corpo a rimuovere tossine e rifiuti che possono intasare i nostri organi e renderci lenti, malati e stanchi.

Se ci rassegnaremo a sedersi e sdraiarsi senza regolare attività fisica vigorosa, i nostri muscoli e organi del corpo diventano deboli. La malattia invaderà il corpo inattivo come le erbacce invadendo un cantiere non curato. Invece di aiutare gli altri, ci affideremo agli altri per aiutarci. Anche se le circostanze al di fuori del nostro controllo possono mettere alcuni di noi nella posizione di bisogno di essere aiutati, non è una posizione che dovremmo scegliere. L'hai sentito dire che le mani inattive sono la bottega del diavolo. Anche se non ha trovato alla lettera nella Bibbia, c'è la verità in questo proverbio familiare.

Dio ordinò al Suo popolo di lavorare 6 giorni e riposare il settimo (Esodo 20:8). Questo accadde fino in fondo nel Giardino dell'Eden prima che Adamo ed Eva santissime (Genesi 2:3).

La mancanza di esercizio fisico o di attività fisica utile libera tempo per altre attività meno virtuose. D'altra parte, l'esercizio fisico regolare e l'attività fisica utile contribuiscono a rafforzare il nostro carattere e ci aiutano a dire no alle tentazioni di fare cose che potrebbero allontanarci da Dio.

Prova a stabilire un programma di esercizi

66

e poi traccia il tuo corso su quante volte sei stato malato e quante volte la malattia è stata di breve durata.

Il Buon Dottore approva la medicina quando è necessario, ma spera anche in una medicina libera per voi e Egli vi sta dando scelte.

GUARIGIONE ATTRAVERSO LA BORSA DI STUDIO

L'azienda che tieni avrà molto a che fare con quale strada viaggi nella vita.

Se non lo fai, ma appendere intorno a un gruppo di ubriachi, probabilmente diventerete uno da soli.

D'altra parte, se si appendere intorno a un gruppo di cristiani attraverso la comunione probabilmente diventerà uno anche voi stessi.

Questo è uno dei motivi per cui incoraggio la frequenza in chiesa. Ho sempre creduto che l'aspetto della comunione della Chiesa sia altrettanto importante del messaggio che riceverete quel giorno.

(1) Preghiera e adorazione aziendale

Un saggio figlio di Dio si incontra continuamente privatamente con il Signore in preghiera, lode   e intimità, ma deve essere bilanciato con i tempi aziendali di adorazione e di preghiera con gli altri santi. La Scrittura è piene, sia nell'Antico che nel Nuovo Testamento, con la nazione d'Israele e i santi della Chiesa che continuano a riunirsi. I discepoli e i seguaci di Gesù raccoglievano sempre "un posto" insieme specialmente nelle "stanze superiori". (Luca 22:12 e Giovanni 20:19-25)

Negli Atti 1:13-14 i discepoli, la donna che seguivano Gesù, e Maria, madre di Gesù, erano tutti riuniti, con una sola mente, dedicandosi alla preghiera e al culto. Questo si trova anche negli Atti 2:42-43, dove si dedicarono continuamente all'insegnamento, alla comunione, alla rottura del pane e alla preghiera.

(2) Salute del corpo
I Corinthians 12:18-21, 25 dice: "Perché il corpo non è un membro, ma molti. Ma ora Dio ha posto i membri, ognuno di loro, nel corpo, proprio come Egli desiderava. Se fossero tutti un membro, dove sarebbe il corpo? Ma ora ci sono molti membri, ma un corpo. E l'occhio non può dire alla mano: 'Non ho bisogno di te', o ancora la testa ai piedi, 'Non ho bisogno di te'... in modo che non ci sia alcuna divisione nel corpo, ma che i membri possano avere la stessa cura l'uno per l'altro."

(3) Dare e ricevere

La Trinità ha dato alla chiesa doni che sono destinati ad essere utilizzati in modo aziendale e specifico per benedire ed edificare gli altri. I risultati sono di dare gloria a Dio! In Romani 12:3-8, Dio Padre ha dato una misura di fede, grazia e doni a ogni singolo credente. A tutti è stato dato l'esatto importo che Dio aveva intenzione di adempiere al loro ministero e al loro destino. I doni dati in Roman 12 sono di benedire gli altri mentre sperimentiamo la gioia esercitarli quando si tratta del corpo di Cristo. È sempre "altro centrato".

Paolo afferma anche in Efesiani 4:7-13, che Gesù ha dato 'alcuni' come apostoli, profeti, evangelisti, pastori e insegnanti... per preparare, attrezzare e perfezionare i santi, per svolgere l'opera di servizio fino a quando tutti noi raggiungeremo l'unità del corpo e la conoscenza del Figlio di Dio".

Poi in I Corinthians 12, Paolo dice che lo Spirito Santo dà a ciascuno la manifestazione dei doni dello Spirito Santo per il 'bene comune'. Pertanto, quando fai parte di una congregazione locale tutti questi doni sono dati in modo da poter dare e ricevere, il che è molto gradito a Dio.

(4) Osservanza delle ordinanze

69

Due grandi ordinanze del corpo sono la comunione e il battesimo. Questi furono istituiti e ordinati da Gesù stesso e raccomandarono fortemente di essere generalmente celebrati aziendalemente. Luca dice che in Atti 2:42, stavano continuamente rompendo il pane insieme ogni giorno. In I Corinthians 11:24-26, Paolo racconta della Cena del Signore che fissa il lasso di tempo con la frequenza con cui lo fate, fatelo in ricordo di Lui.

C'è un altro elemento che credo sia la salute dei credenti, che è quello di esaminare se stessi prima di ricevere la comunione. Provate a immaginare quanto sano, fisicamente e spiritualmente, il corpo di Cristo sarebbe se lo facessimo in modo più coerente e corretto.

È anche una gioia quando un nuovo credente obbedisce all'esempio del Signore e viene battezzato. Mentre il credente si identifica pubblicamente con Cristo, diventa un evento meraviglioso che tutta la famiglia della fede arriva a testimoniare e celebrare.

Ci sono benefici per la salute di tutte le cose che coinvolgono Gesù, il Buon Dottore, la chiesa, la preghiera, il culto, la comunione e tutte le cose che vi sono state dirette dal Buon Dottore.

La decima può anche essere compatibile per questo. Hai lavorato sodo tutta la settimana e stai dando una percentuale al lavoro del Buon Dottore.

Mi piacciono le immagini positive per aiutarci a visualizzare il bene che c'è là fuori.

Le parole mi motivano, ma molte volte le immagini fanno lo stesso. Voglio avere pensieri pacifici.
Mi piace che le Scritture facciano parte della mia vita.
Giovanni 3:16 è uno dei più grandi contro di loro. Forse questo dovrebbe essere il prezzo del mio libro di 3,16 dollari come onore a quel versetto.

IL BUON MEDICO AIUTA CON
Stress?

Questo è uno dei migliori benefici che avremo essendo amici con il buon medico.

Vi siete mai seduti e pensato perché oggi era così tranquillo ? In collaborazione con il Buon Dottore si può avere un giorno che farebbe a pezzi qualcun altro e si ha effettivamente una buona giornata. Tutti affrontano lo stress ad un certo punto, e i cristiani non sono immuni alle pressioni e alle insidie della vita. Lo stress tende a colpirci quando siamo stanchi, quando siamo malati, e quando siamo al di fuori del nostro ambiente sicuro e familiare. Quando ci siamo assunti troppe responsabilità, nei momenti di dolore e di tragedia, quando le nostre circostanze va fuori controllo, ci sentiamo stressati. E quando i nostri bisogni primari non vengono soddisfatti, ci sentiamo minacciati e ansiosi.

La maggior parte dei cristiani crede che Dio sia sovrano e che controlli la nostra vita. Crediamo che ci abbia dato tutto ciò di cui abbiamo bisogno per vivere. Così, quando lo stress domina le nostre vite, da qualche parte lungo la strada abbiamo perso la nostra capacità di fidarsi di Dio. Questo non significa che un'esistenza senza stress in Cristo sia facile da ottenere. Lontano da esso.

Forse avete sentito queste parole di un altro cristiano in uno dei vostri momenti di stress: "Quello che dovete fare, fratello, è solo fiducia di più di Dio".

Se solo fosse così facile, ma una

partnership con il Buon Dottore ti darà gli strumenti per affrontare lo stress.

Se sai che qualcosa è seriamente sbagliato, il modo più veloce per la soluzione è ammettere di avere un problema. A volte non è facile ammettere che sei a malapena appeso a un filo e non riesce a gestire la propria vita.

Riconoscere il problema richiede un'onesta autovalutazione e un'umile confessione. Salmo 32:2 dice: "Sì, quale gioia per coloro il cui resoconto il Signore ha eliminato di colpa, le cui vite sono vissute in completa onestà!" (NLT)

Una volta che siamo in grado di affrontare onestamente il nostro problema, possiamo iniziare a ottenere aiuto. Il Manuale sa che affronteremo i problemi e il Manuale (Bibbia) è lo strumento e il messaggio di cui abbiamo bisogno.

Quando sei sopraffatto dall'ansia, dallo stress e dalla perdita, più che mai, devi rivolgerti a Dio. Egli è il vostro aiuto sempre presente nei momenti di difficoltà. La Bibbia raccomanda di portare tutto a Lui in preghiera.

Questo versetto di Filippo offre la confortante promessa che, mentre preghiamo, la nostra mente sarà protetta da una pace inspiegabile:

Non siate preoccupati per nulla, ma in tutto, con la preghiera e la petizione, con il Ringraziamento, presentate le vostre richieste a Dio. E la pace di Dio, che trascende ogni comprensione, custodirà i vostri cuori e le vostre menti in Cristo Gesù. (Filippini 4:6-7, NIV)

Dio promette di darci la pace al di là della nostra capacità di comprendere. Promette anche di creare bellezza dalle ceneri della nostra vita mentre scopriamo che la speranza deriva dalla perdita e dalla gioia scaturisce da momenti di rottura e sofferenza. (Isaia 61:1-4)

Ecco alcuni esempi di stress della Bibbia alleviare i versi:

2 Pietro 1:3
Il Suo potere divino ci ha dato tutto ciò di cui abbiamo bisogno per la vita e la divinità attraverso la nostra conoscenza di Colui che ci ha chiamati con la Sua gloria e bontà. (NIV)

Matteo 11:28-30
Allora Gesù disse: "Venite da me, tutti voi che siete stanchi e portano pesanti fardelli, e io vi darò riposo. Prendi il mio giogo su di te. Lasciate che vi insegni, perché sono umile e gentile, e troverete riposo per la vostra anima.

Per il mio giogo si adatta perfettamente, e il fardello che vi do è leggero. (NLT)

Giovanni 14:27
"Ti lascio con un dono: la pace della mente e del cuore. E la pace che do non è come la pace che il mondo dà. Quindi non essere turbato o paura. (NLT)

Salmo 4:8
"Mi sdraierò in pace e sonno, solo per te, O LORD, mi terrà al sicuro." (NLT)

Devi familiarizzare con queste o altre Scritture e poterle condividere con i tuoi amici. Si prega di osservare il Buon Dottore ha molti strumenti per voi da utilizzare nella vita di tutti i giorni.

Un amico una volta mi ha detto: "Trovo quasi impossibile essere stressati e lodare Dio allo stesso tempo. Quando sto stressando, inizio a lodare e lo stress sembra sparire".

Lode e adorazione toglieranno la nostra mente da noi stessi e dai nostri problemi e li riconcentreranno su Dio. Quando cominciamo a lodare e adadorare Dio, improvvisamente i nostri problemi sembrano piccoli alla luce della grandezza di Dio. La musica è anche rilassante per l'anima. La prossima volta che ti senti stressato, prova a seguire il consiglio del mio amico e vedi se il tuo stress non inizia a sollevarsi.

La vita può essere impegnativa e complicata, e siamo troppo vulnerabili nella nostra condizione umana per sfuggire alle inevitabili battaglie con lo stress. Tuttavia, per i cristiani, lo stress può avere un lato positivo anche. Può essere il primo indicatore che abbiamo smesso di dipendere da Dio ogni giorno per la forza.

Possiamo lasciare che lo stress ricordi che la nostra vita   si è allontanata da Dio, un avvertimento che dobbiamo tornare indietro e aggrapparsi alla roccia della nostra salvezza.

Appendice

Mi piace pubblicare alcuni pensieri interessanti e cose a cui pensare mentre concludiamo questo progetto.

Se ho un'opinione diversa dalla tua, questo mi fa bene e ti sbagli? No, sto affermando come la Parola mi raggiunge.

Ci sono molte volte la parola può avere un messaggio diverso con le stesse parole. Ecco perché il Manuale è molto importante per me, e dovrebbe essere a voi
Anche.

Vi consiglio di trovare una traduzione biblica si è

a proprio agio e trascorrere del tempo ogni giorno nella Parola. Scoprirete benefici per la salute da questo.

I TEN COMMANDMENTS

Voglio davvero elencare questi e toccare su questi nel suo complesso. Ho sentito opinioni su questi e devo dare i miei due centesimi vale la pena.

1Nessun altro dei davanti a me.
"Non avrai altri dèi davanti a Me."
-Esoda 20:3
In considerazione della Sua sovranità e bontà (contro 2), ci è comandato di non avere altri dei davanti al Signore.

2Non farete per voi un'immagine scolpita.
"Non farai per te un'immagine scolpita..."
-Esoda 20:4
Il primo e il secondo comandamento vanno di pari passo, sottolineando entrambi la necessità di dare il nostro culto esclusivamente all'unico vero Dio. Gli Israeliti violarono questo comandamento e crearono la loro immagine serrata, un vitello d'oro, anche prima che Mosè scendesse dalla Montagna.

3 Non prendete invano il nome del Signore vostro Dio.
"Non prenderai invano il nome del Signore

tuo Dio..."
-Esoda 20:7
Prendere invano il nome di Dio significa usarlo in modo vuoto o privo di significato. Perché "non c'è altro nome sotto il cielo dato tra gli uomini con cui dobbiamo essere salvati", dobbiamo stare attenti a trattare invece il nome di Dio con onore e riverenza (Atti 4:12).

4Ricordare il giorno del Signore.
"Ricordati il giorno del Signore, per mantenerlo santo".
-Esoda 20:8
Nella saggezza e nella grazia, Dio ordinò al Suo popolo di osservare un giorno settimanale di riposo. Il giorno del Signore doveva essere osservato in imitazione dell'opera di Dio nella Creazione (Esodo 20:11), così come la Sua opera redentrice (Deut. 5:15).

5Onora tuo padre e tua madre.
"Onora tuo padre e tua madre..."
-Esoda 20:12
Il quinto comandamento è ribadito dall'apostolo Paolo che lo descrive come "il primo comandamento con promessa" (Eph. 6:2). Onorare Dio significa onorare l'autorità che Egli ha posto nella nostra vita.

6Non vuoi

uccidere. "Non si deve uccidere."
-Esoda 20:13
La presa della vita umana è espressamente proibita. Gesù approfondisce questo comandamento nel Sermone sul Monte, rivelando che il peccato dell'omicidio inizia nel cuore (Matt. 5:21-22).

7 Non commettere adulterio. "Non commettere adulterio."
-Esoda 20:14
La santità del matrimonio è oggetto di notevole attenzione in tutta la Scrittura. Cristo ci ricorda in Matteo 5:27-30 che il rapporto matrimoniale deve essere custodito diligentemente.

8Non ruberai. "Non rubare."
-Esoda 20:15
Il furto è proibito da Dio. Invece, dobbiamo accontentarci di ciò che abbiamo e confidare di Dio per soddisfare tutto il nostro bisogno in Cristo Gesù (1 Tim. 6:6; Phil. 4:19).

9 Non portate falsa testimonianza. "Non porterai falsa testimonianza contro il tuo prossimo."
-Esoda 20:16

L'onestà deve sempre caratterizzare il nostro discorso e la nostra condotta. Portare falsa testimonianza contro il prossimo è un affronto a un Santo Dio che è Se stesso "la verità e la vita" (Giovanni 14:6).

10 Non vuoi.
"Non bramate... tutto ciò che è del tuo vicino.
-Esoda 20:17
Dio ha promesso di soddisfare tutti i nostri bisogni, sia spirituali che fisici, e quindi dovremmo accontentarci di tutto ciò che Egli ha fornito (Phil. 4:19; Matt. 6:33; 13:5).

Che ne dici della versione di un bambino? I vostri figli devono avere familiarità con i comandamenti effettivi con una lingua a cui possono comprendere e relazionarsi.
Gesù diceva sempre: "Che i bambini vengano da Me". Il vostro dovere se siete adulti è quello di ricordare ciò che Gesù ha detto e incoraggiarli a vedere Gesù.
Il Buon Dottore vi sta dando una grande responsabilità qui.

Una cosa che voglio dire sui 10 Comandamenti è qualcosa in cui credo fortemente.

80

Ho sentito parlare dei 10 Comandamenti per il mondo moderno. La versione odierna dei 10 Comandamenti. erano moderni quando sono stati scritti. Sono altrettanto moderni oggi. Word non deve mai essere modificato per adattarsi a qualsiasi scenario. La Parola è la Parola e non deve mai essere modificata. Il Buon Dottore non è un vecchio seduto sul suo portico su una sedia a dondolo. Forse lo fa a volte, ma è così forte e giovane più più vecchio allo stesso tempo confezionato in uno. Non gli insegnerai niente? Capisce internet e cose come la codifica html? Se fosse importante per Lui sì. Se non è importante per Lui, allora Egli lo salverà per un giorno di pioggia.

FATTI INTERESSANTI SUL BUON MEDICO

Abitudini alimentari

Gesù ha mangiato pane che è stato un alimento comune nel corso della storia. Mangiava anche carne pulita come agnello e pesce. Mangiava anche uova perché una volta diceva che le uova sono un buon regalo. L'Antico Testamento dice che Gesù avrebbe mangiato burro e miele e anche mangiato pesce alla griglia e nido d'ape.

#2: Falegname per professione

Gesù era noto per essere un falegname e questo indica che non solo crebbe nella casa del falegname, ma vi lavorò anche abbastanza a lungo da far sì che le persone lo conoscesse come falegname.

#3: Data di nascita

Non c'è traccia della sua data di nascita, ma è generalmente celebrato il 25 dicembre di ogni anno. Molti studiosi dicono che è nato qualche volta in inverno o all'inizio della primavera.

#4: Gesù e suo cugino

Giovanni Battista era il cugino di secondo grado di Gesù. Maria (la madre di Gesù) ed Elisabetta (la madre di Giovanni) erano cugine. Giovanni aveva circa 6 mesi più di Gesù. Avevano molto probabilità di stare insieme durante la loro infanzia e anche come giovani uomini che crescono.

#5: Famiglia

Gesù aveva diversi fratellastri e sorelle. Almeno alcuni dei suoi fratelli si chiamavano James, Joses, Simon e Giuda, ma non c'era nessun nome di sua sorella nella Bibbia. Passando per la storia si dice che Giacomo divenne il capo della chiesa di Gerusalemme.

#6: Il suo lato appassionato
La Bibbia mostra alcune delle scene molto appassionate della vita di Cristo. Causò la caduta dei cambiavalute nel tempio e si commosse fino alle lacrime alla notizia della morte di Lazzaro.

#7: L'uomo che ha aiutato Gesù
C'era un uomo arruolato per aiutare Gesù portare la croce fino a Golgota era Simone. Quest'uomo era di Cirene che era anche chiamato Niger. Veniva dal paese Libica. Simone ebbe due figli alla chiesa primitiva.

#8: Gesù cantava sulla croce
Gli ebrei del Primo secolo cantavano sempre i Salmi e venivano cantati nella sua interezza. Si scopre che Gesù ha citato i Salmi durante l'ora più buia del Calvario.

#9: Discepoli adolescenti
Nel primo secolo, quando un ragazzo raggiunse la sua adolescenza, fu considerato un uomo. Un rinomato studioso sostiene che tutti i dodici discepoli erano nella loro tarda adolescenza.

#10: Profumo
Poco prima della sua morte, Maria di Betania unse Gesù con una forte fragranza. Quando fu tolto dalla croce, quel forte profumo gli fu spruzzato addosso e la quantità del profumo era

uguale a quella del Re. Così, quando si alzò dalla sua morte, era fragrante. I Salmi alludono anche ad esso profeticamente.

Un altro fatto interessante di Gesù Cristo era che Egli era un maestro dell'ironia e dell'arguzia a cui possiamo testimoniare da molti dei suoi detti. Dal momento che viviamo nel XXI secolo, non riusciamo facilmente a notare l'uso dell'umorismo che Gesù usava regolarmente. Jesus completed the story of Israel and He re-played it down to the details.

Un po 'di più..........

1. Gesù ha preso il suo nome da un angelo di Dio che ha detto a Giuseppe che Maria era incinta dello Spirito Santo e non da un essere umano. Joseph stava per divorziare da Maria, ma l'angelo gli disse di non farlo e di nominare il bambino Gesù.

2. Gesù era un nome abbastanza comune nella prima metà del I secolo d.C. Significa in ebraico: "Dio salva".

3. Gesù non aveva un cognome come noi nel XXI secolo. Cristo non è il suo cognome, ma un titolo che significa "l'unto".

4. Anche se milioni di persone celebrano la nascita di Gesù il 25 dicembre, la maggior parte degli studiosi concordano sul fatto che

non sia nato in quel giorno. Il suo compleanno si celebra nel mese di dicembre perché quella era la data del Festival ebraico delle luci, chiamato il Festival di Hanukkah, che è caduto su 25 a 30 Kislev. Nessuno sa esattamente quando nacque Gesù. Alcuni studiosi ritengono che Gesù possa sono nati in primavera o in estate.

5. La Bibbia non dice quanti saggi sono venuti a vedere Gesù. Il numero tradizionale di tre è avvenuto perché sono menzionati tre doni.

6. La stella di Betleem era probabilmente una congiunzione astrologica di Saturno e Giove. Si dice che la stella potrebbe essere una nova o una nuova stella; una cometa; o un allineamento di Giove con la stella Regulus.

7. La gente usa "Xmas" dal 1500. Se dici "Natale" non stai togliendo il "Cristo" dal "Natale". In greco, "X", o Chi, è la prima lettera del nome di Cristo.

8. I saggi potrebbero non aver incontrato Gesù come un neonato. Molti studiosi credono di essere arrivati quando Gesù aveva tra 1 e 2 anni. Quando sono venuti, la Bibbia dice che hanno visitato Gesù a casa della sua famiglia, non nel luogo della sua nascita.

9. Dopo che i saggi non gli riferirono della nascita di Gesù, Erode diede l'ordine di uccidere tutti i ragazzi di Betlem e delle sue vicinanze che avevano meno di 2 anni. Gli

esperti stimano che tra i 7 e i 20 bambini siano stati uccisi durante questo massacro.

10. Gesù fu il primo e unico bambino nato da una vergine ed fu l'unico essere umano a vivere una vita senza peccato.

11. Betlem, il luogo di nascita di Gesù, significa "casa del pane".

12. Sapete quella scena che spesso vediamo dove Giuseppe e la Maria incinta stanno per Betlelipsia, e Giuseppe cammina mentre guida un asino su cui Maria sta cavalcando? La Bibbia non dice mai che Maria stava cavalcando un asino (potrebbe aver camminato).

13. Gesù non era bianco, come la maggior parte dei ritratti di lui vorrebbe farci credere. La Bibbia dichiara l'ebraismo di Gesù, il che significa che probabilmente aveva la pelle dal chiaro al marrone scuro.

Conclusione

La mia ricerca trae solo una possibile conclusione, che Gesù era ed è il Buon Dottore. Nessuno può contestare chi fosse. Potete avere domande su di Lui, ma che potrebbero portare alla ricerca e alla conoscenza di Lui, ma la Sua identità non dovrebbe mai essere messa in discussione. MAI.

Leggere le mie parole riafferma la mia

fede nel Buon Dottore. Ho deciso di aiutarvi, ma forse ho predicato a me stesso la predicazione al concetto di coro.
Forse questa è una buona frase.

Se qualcosa scritto qui ti ha aiutato, voglio sentirti.

Il tuo partner nella squadra del Buon Dottore..........
Jks1227@yahoo.com